BEHEER AANDACHTSTOORNISSEN BIJ KINDEREN EN VOLWASSENEN BETER

Effectieve technieken voor kinderen en volwassenen hyperactief : verbeteren aandacht en moeiteloos ADHD overwinnen .

Christelle Chartier

Samenvatting

BEHEER VAN AANDACHTSTOORNISSEN

Voorwoord

Hallo, nieuwsgierige lezer en misschien een beetje verdwaald in de wervelwind van aandachtsstoornissen (ADHD). Als u dit boek hebt geopend, komt dat waarschijnlijk omdat u op zoek bent naar antwoorden, advies of gewoon een beetje troost in het licht van de dagelijkse uitdagingen die deze aandoening met zich meebrengt. Laat me je iets vertellen: je bent op de juiste plek.

Waarom dit boek?

Stel je voor dat je in een kamer vol mensen bent, allemaal heel aandachtig en gefocust. Dan ben jij daar, terwijl je gedachten afdwalen en je gedachten alle kanten op vliegen. Soms is het een superkracht, andere keren is het een echte pijn. ADHD is een beetje zo: een mix van ongelooflijk potentieel en unieke uitdagingen. We hebben dit boek geschreven om u te laten zien dat u niet de enige bent en dat u met de juiste strategieën deze uitdagingen in sterke punten kunt omzetten.

Wat gaan we samen ontdekken?

We gaan een fascinerend pad bewandelen. Vanaf de eerste pagina's leert u de tekenen van ADHD herkennen. Je zou tegen jezelf kunnen zeggen: "Hé, dat lijkt op mij!" of "Dit is precies wat mijn kind/vriend/partner ervaart." Vervolgens duiken we in de oorzaken: wat gebeurt er in de hersenen? Hoe speelt de omgeving een rol? Maar maak je geen zorgen, er is geen ingewikkeld jargon, alleen duidelijke en gemakkelijk te begrijpen uitleg.

Echte verhalen en praktisch advies

Ook staat dit boek vol met verhalen van mensen die hebben leren leven met ADHD, en er soms zelfs profijt van hebben. Hun ervaringen zijn het bewijs dat het, ondanks obstakels, mogelijk is om te slagen en te bloeien. En natuurlijk vind je er praktisch advies, tips om je dag te organiseren, technieken om je beter te concentreren en strategieën om met stressvolle momenten om te gaan.

Een nonchalante maar serieuze toon

We wilden dat dit boek zou lijken op een gesprek met een vriend: toegankelijk en warm, maar ook rijk aan betrouwbare en professionele informatie. We weten dat ADHD moeilijk kan zijn om mee te leven, maar we willen je ook laten zien dat er hoop is en dat er concrete manieren zijn om je dagelijkse leven te verbeteren.

Vooruit, samen!

Dus, ben jij klaar voor dit avontuur? Of u nu direct door ADHD wordt getroffen of een dierbare wilt helpen, dit boek is voor u. Laten we samen ontdekken hoe u de uitdagingen van aandachtsstoornissen kunt transformeren in een positieve kracht in uw leven.

Welkom bij deze verkenning. Haal diep adem, ontspan en duik in deze gids. Je staat op het punt een wereld te ontdekken waarin ADHD niet langer een obstakel is, maar een facet van wat jou uniek en ongelooflijk maakt.

Goed lezen !

Invoering

Definitie van aandachtsstoornissen

Wat zijn de gevolgen van aandachtstekortstoornis (ADD)?

Het is moeilijk om de aandacht in de loop van de tijd vast te houden en je te oriënteren zonder afgeleid te worden door externe prikkels. Een kind draait zich bijvoorbeeld om om te zien wat de oorzaak is van de geluiden die hij achter zich hoort en die zijn concentratie verstoren.

Een indicatie van deze toestand is een toegenomen neiging tot afleiding (onoplettendheid of 'uit de weg gaan'), een onvermogen om gefocust te blijven en een kwetsbaarheid voor cognitieve spanning (zeer vaak moe). Mensen met ADD worden vaak gekenmerkt door aanzienlijke vertragingen bij het voltooien van taken, of het nu gaat om academische opdrachten of eenvoudige dagelijkse activiteiten. Mensen met ADD vertonen vaak symptomen zoals vergeetachtigheid, een slecht geheugen en moeite met het behouden van hun cognitieve uithoudingsvermogen.

Een ander type aandachtsstoornis is een grotere vertraging bij het scherpstellen op objecten in de buurt. Dit betekent dat ze moeite kunnen hebben om hun zicht snel aan te passen om zich te concentreren op objecten in de buurt . Deze vertraging resulteert in verminderde visuele efficiëntie en kan het vermogen belemmeren om details van objecten in de buurt duidelijk waar te nemen.

ADHD is een syndroom dat 3 soorten symptomen combineert: onoplettendheid, hyperactiviteit en impulsiviteit. ADHD kan worden gediagnosticeerd als een van de drie subtypen: overwegend onoplettend, overwegend hyperactief/impulsief of overwegend gecombineerde presentatie. Het is uitsluitend gebaseerd op klinische criteria. De gebruikelijke behandeling omvat farmacotherapie met stimulerende middelen of andere medicijnen, gedragstherapie en educatieve interventies.

Jongens hebben ongeveer twee keer zoveel kans als meisjes om een aandachtstekortstoornis met hyperactiviteit te hebben, hoewel de verhoudingen per subtype verschillen. Het overwegend hyperactieve/impulsieve type komt vaker voor bij jongens, terwijl het overwegend onoplettende type bij beide geslachten in vergelijkbare mate voorkomt. Het is belangrijk op te merken dat ADHD meestal in gezinnen voorkomt (4).

Beschrijving van aandachtsstoornissen en hun symptomen.

Het diagnosticeren van ADHD bij volwassenen kan een complexere taak zijn. Omdat de symptomen die van stemmingsstoornissen, angststoornissen en middelenmisbruik kunnen nabootsen, wordt het proces nog ingewikkelder. Omdat zelfrapportage van symptomen uit de kindertijd onbetrouwbaar kan zijn, vertrouwen artsen vaak op schoolgegevens of de herinneringen van familieleden om manifestaties vóór de leeftijd van 12 jaar te bevestigen.

De symptomen zijn niet constant, ze verschillen in intensiteit afhankelijk van de situatie. Ze hebben de neiging gebieden te identificeren die intellectueel of aandachtswerk vereisen, evenals aandoeningen van wanorde en vermoeidheid. Daarentegen zullen ze afnemen in dubbele omstandigheden wanneer ze worden blootgesteld aan nieuwe situaties.

Aandachtstekortstoornis met of zonder hyperactiviteit is neurologisch. De drie kenmerken zijn met variërende intensiteit aanwezig, afhankelijk van het individu: hun verdeling bij gediagnosticeerde kinderen is als volgt: aandachtstekort (ongeveer 47%), hyperactiviteit/impulsiviteit (ongeveer 36%), gecombineerde symptomen (bijna 17%).

Factoren die aandachtsstoornissen veroorzaken en eraan bijdragen:

De exacte oorzaak van aandachtstekortstoornis met hyperactiviteit is niet bekend, maar verschillende mogelijke factoren kunnen aan deze aandoening bijdragen. Deze omvatten genetische, biochemische, sensorimotorische, fysiologische en gedragsmatige componenten. Als we naar risicofactoren voor ADHD kijken, houden we rekening met een geboortegewicht van minder dan 1500 gram en met hoofdtrauma. IJzergebrek of obstructieve slaapapneu kunnen ook voorlopers zijn, evenals blootstelling aan lood of prenatale blootstelling aan alcohol/tabak (en mogelijk cocaïne), die een rol spelen bij de ontwikkeling van ADHD-symptomen later in het leven vanwege hun negatieve invloed op de ontwikkeling van de hersenen tijdens de zwangerschap zelf. . Ongunstige ervaringen uit de kindertijd zijn ook in verband gebracht met ADHD, hoewel deze in minder dan 5% van de gevallen voorkomen en bij blootstelling al op jonge leeftijd tekenen van neurologische schade vertonen. Gegevens suggereren verschillen binnen dopaminerge/noradrenerge systemen waarbij sprake is van verminderde activiteit of stimulatieroutes afkomstig van de bovenste hersenstam naar de middenhersenen.

De precieze etiologieën van aandachtstekortstoornis (met of zonder hyperactiviteit) zijn niet vastgesteld, maar het onderzoek heeft zich geconcentreerd op neurobiologische elementen waarbij de erfelijke oorzaken die verband houden met deze pathologie als significant worden beschouwd bij het verklaren van het ontstaan ervan.

Aandachtsstoornissen zijn in verband gebracht met veel schermtijd, niet alleen bij kinderen, maar ook bij adolescenten en jonge volwassenen. In sommige gevallen is het mogelijk dat het gebrek aan dopamine ervoor zorgt dat mensen met ADHD meer dan anderen op zoek gaan naar zeer stimulerende videogames als bron van vermaak. Dit suggereert dat ADHD mogelijk geen gevolg is, maar een oorzaak op zichzelf. Aandachtsstoornissen diagnosticeren en onderscheiden.

Het is vaak moeilijk om aandachtstekort-/hyperactiviteitsstoornis te onderscheiden van andere aandoeningen die tot overdiagnose kunnen leiden. Het is echter belangrijk om ADHD niet te overdiagnostiseren, maar om andere pathologieën nauwkeurig te identificeren. Tekenen van een aandachtstekortstoornis/hyperactiviteit die tijdens de voorschoolse jaren worden waargenomen, kunnen verband houden met algemene communicatieproblemen die verband houden met andere neurologische ontwikkelingsstoornissen of zelfs in sommige gevallen met leerproblemen, angst, depressie of gedrag.

De CENOP-beoordeling helpt bij het verifiëren en uitsluiten van aandachtstekortstoornis als neuropsychologische diagnose. Indien geïdentificeerd, schetst de neuropsycholoog het profiel (dat onoplettend, hyperactief-impulsief of gemengd kan zijn) en de mate van ernst door middel van een andere beoordeling, ADHD genaamd, die zich richt op intellectuele en aandachtsfuncties. Het is niet alleen een algemene term, het omvat ook gedeeltelijk uitvoerende functies in een poging de details te verduidelijken.

ADHD (Attention Deficit Hyperactivity Disorder) is in verband gebracht met een grotere kans op bepaalde visuele defecten die gewoonlijk gepaard gaan met de aanwezigheid van astigmatisme of verziendheid, strabisme of vermindering van het accommodatiepunt. Er werden echter geen significante verschillen waargenomen in de dikte van de retinale zenuwvezellaag of de brekingsfout. Dus hoewel ADHD mogelijk verband houdt met bepaalde zichtproblemen, betekent dit niet dat er geen verschillen zijn in de structurele aspecten van het oog.

Manieren om met aandachtsstoornissen om te gaan.

De kern van de ADHD-behandeling is de implementatie van psychologische therapie voor het kind, maar ook voor de ouders, die vaak uitgeput en overweldigd raken door het gedrag van hun kind. Ernstige gevallen kunnen farmacologische interventie rechtvaardigen, maar alleen als het kind ouder is dan 6 jaar en alleen als aanvullende maatregel bij psychotherapie. Deze medicijnen worden alleen overwogen in situaties waarin de thuis- en academische omgeving met ernstige verstoringen worden geconfronteerd.

Strattera is een langwerkend medicijn (24 uur) dat minder krachtig is dan stimulerende middelen bij het verbeteren van de aandacht, maar het voordeel heeft dat het angst effectief bestrijdt. In tegenstelling tot stimulerende middelen is het gebruik ervan complexer vanwege de vertraagde werking ervan en de noodzaak om de werking ervan geleidelijk af te bouwen over een aantal weken.

Als u ADHD (Attention Deficit/Hyperactivity Disorder) heeft, zullen medicijnen waarschijnlijk deel uitmaken van uw behandelingsregime, vooral als uw symptomen u ervan weerhouden uw dagelijkse verantwoordelijkheden, zoals school of werk, en uw interpersoonlijke verplichtingen effectief te beheren. Uw arts kan het onderwerp medicatie ter sprake brengen na pogingen zoals therapie en aanpassingen van de levensstijl die, hoewel niet effectief, geen adequate verlichting hebben geboden. De essentie van het introduceren van medicatie is om u te helpen deze klachten beter onder controle te krijgen, met als doel de orde in uw leven te herstellen, zodat de focus vooral kan liggen op die aspecten die voor u het belangrijkst zijn.

Hoofdstuk 1

Aandachtsstoornissen begrijpen

ADHD (Attention Deficit Hyperactivity Disorder): wat is het?

Aandachtstekortstoornis met hyperactiviteit, of ADHD, is een neurologische aandoening die eind 18e eeuw werd ontdekt. Er zijn drie hoofdsymptomen: onoplettendheid, hyperactiviteit en impulsiviteit. Onoplettendheid leidt tot een onvermogen om zich te concentreren, frequente vergeetachtigheid en gemakkelijke afleiding. Hyperactiviteit manifesteert zich als voortdurende rusteloosheid en een onvermogen om stil te zitten. Impulsiviteit uit zich in onstuimige en onvoorziene acties. Om een diagnose te kunnen stellen, moeten deze symptomen gedurende ten minste zes maanden in verschillende omgevingen, zoals op school en thuis, worden waargenomen. ADHD treft ongeveer 5% van de kinderen, met de mogelijkheid dat dit voortduurt tot in de volwassenheid. Het is niet alleen een teveel aan energie of een gebrek aan wilskracht, maar eerder een erkende aandoening met belangrijke wortels in de neurologie. Een effectieve behandeling van ADHD is essentieel voor het verbeteren van de levenskwaliteit van de getroffenen.

Symptomen en tekenen van aandachtsstoornissen:

Als psycholoog heb ik veel mensen ontmoet die worstelen met ADHD (Attention Deficit Hyperactivity Disorder). Dit artikel wil licht werpen op wat ADHD eigenlijk inhoudt: verminderde aandachtsspanne en/of hyperactiviteit en impulsiviteit, evenals de symptomen en mogelijke oorzaken ervan. Er wordt ook praktisch advies gegeven aan mensen die rechtstreeks door deze aandoening worden getroffen.

Gebrek aan aandacht veroorzaakt echte interne en externe onrust die, in combinatie met hyperactiviteit, het moeilijk maakt om gedrag te controleren. Als je lijdt aan een aandachtsstoornis, zul je jezelf zeker terugzien in bepaalde signalen.

Een stoornis die zich manifesteert door een extreme neiging tot afleiding (onoplettendheid of "stemmingsdrift"), een onvermogen om op te letten en vermoeidheid bij cognitieve inspanning vormen de karakteristieke kenmerken van deze aandoening. Een waarneembare eigenschap bij mensen met ADD is een merkbare traagheid bij het voltooien van taken, of het nu gaat om academische verantwoordelijkheden of dagelijkse activiteiten. Klachten die vaak naar voren worden gebracht, zijn onder meer vergeetachtigheid, een slechte geheugencapaciteit en het onvermogen om cognitieve inspanningen vol te houden.

Het diagnosticeren van aandachtstekort-/hyperactiviteitsstoornis bij volwassenen kan moeilijk zijn. De symptomen kunnen vergelijkbaar zijn met die bij stemmingsstoornissen, angststoornissen of stoornissen in het middelengebruik; en zelfrapportages over kindersymptomen kunnen gemakkelijk onbetrouwbaar zijn. Om deze reden moeten artsen mogelijk de schoolgegevens bekijken of familieleden interviewen om te controleren op manifestaties vóór de leeftijd van 12 jaar.

Wat zijn de risicooorzaken van aandachtstekortstoornis?

De oorzaken van aandachtstekortstoornis met hyperactiviteit zijn niet uniek. Factoren die kunnen bijdragen aan ADHD zijn onder meer genetische, biochemische, sensorimotorische, fysiologische en gedragsmatige invloeden. Risicofactoren voor ADHD zijn onder meer een laag geboortegewicht (<1.500 g), bloedarmoede veroorzaakt door hoofdtrauma als gevolg van ijzertekort, vaak voorkomende slaapapneu, blootstelling aan lood door inname of het inademen van rook als gevolg van drugsmisbruik door de moeder tijdens de zwangerschap. Aandachtstekort-/hyperactiviteitsstoornis houdt ook verband met ongunstige ervaringen uit de kindertijd. Neurologisch gezien vertoont ongeveer 5% van de kinderen tekenen van schade, waarbij verschillen betrokken zijn in twee systemen die de activiteit op het hogere niveau belemmeren: het ene is dopaminerge, terwijl het andere noradrenerge stimulerende werking heeft van het lagere niveau naar de middenhersenen.

Aandachtsstoornis heeft een sterke genetische route. De ontwikkeling ervan wordt sterk gedomineerd door genetische invloed, aangezien geschat wordt dat deze verantwoordelijk is voor 75% van het voorkomen ervan. Er worden niet één, maar meerdere genen overgedragen, met name de genen die informatie in de hersenen transporteren.

De specifieke factoren die leiden tot ADHD (met of zonder hyperactiviteit) zijn nog niet geïdentificeerd, maar onderzoeken hebben zich geconcentreerd op neurobiologische aspecten. Aangenomen wordt dat genetische oorsprong een belangrijke rol speelt bij de manifestatie van deze ziekte.

Dit is inderdaad de eerste observatie die ons opvalt als we deze naam horen. Als we aandachtstekort beschouwen, is het beeld dat in ons opkomt meestal dat van een kind dat verdwaald is in zijn eigen wereld, traag in het voltooien van zijn taken, het overzicht kwijtraakt omdat hij verdrinkt in zijn gedachten. Een meer teruggetrokken en introvert kind, niet storend in de klas, maar gezien als ruimte innemend en impulsief. Het hyperactieve kind onderscheidt zich van anderen door zijn impulsiviteit: altijd omschreven als storend en met zijn roekeloze handelingen meer ruimte in beslag nemend dan nodig is.

Het beoordelen van andere cognitieve functies bij kinderen kan met behulp van verschillende tests. Dit heet differentiële diagnose, waarbij aandachtsproblemen worden gecontroleerd om te zien of deze beter kunnen worden verklaard door een taal- of leerstoornis. Neuropsychologische tests maken deze differentiële diagnose mogelijk door een compleet cognitief profiel van het kind te bieden, in plaats van zich alleen op aandachtsaspecten te concentreren.

Bij kinderen, adolescenten en volwassenen bestaan er tegenwoordig veel farmaceutische interventies om de aandacht te richten en de functionaliteit van het hersenfilter te verbeteren. Dit filter speelt een centrale rol bij het tegengaan van hyperactief en impulsief gedrag. Hoewel de neuropsycholoog niet bevoegd is medicijnen voor te schrijven, levert het rapport dat hij of zij schrijft de arts waardevolle informatie op. Met deze informatie kan de arts een geïnformeerd behandelplan ontwikkelen dat is aangepast aan de behoeften van de patiënt. Hoewel ADHD universeel is, kan het zich op verschillende manieren uiten tussen kinderen en volwassenen. Bij kinderen manifesteert het zich meestal als duidelijke onoplettendheid, moeite met het volgen van aanwijzingen of voortdurend dagdromen. Hyperactiviteit veroorzaakt het onvermogen om stil te zitten in de klas of elders en de behoefte om altijd in beweging te zijn. Impulsiviteit manifesteert zich door onderbrekingen zonder te wachten op uw beurt om iets te zeggen en door overhaaste reacties.

ADHD, algemeen bekend als aandachtstekortstoornis met hyperactiviteit, vertoont opmerkelijke verschillen bij het vergelijken van de gevallen tussen kinderen en volwassenen. Voor het grootste deel zijn hyperactiviteit en impulsiviteit wat je zou verwachten bij kinderen; maar voor volwassenen is het een heel ander gevecht, waarbij het gaat om het beheersen van de tijd, georganiseerd en gefocust blijven. Deze stoornis komt niet alleen voor tijdens de kindertijd: het is een neurologische ontwikkelingsstoornis die wordt erkend door de American Psychiatric Association en die zijn schaduw werpt op het mentale welzijn van een individu gedurende zijn hele leven. Het begrijpen van deze verschillen is essentieel, omdat ze een belangrijke rol spelen bij het waarborgen van een nauwkeurige diagnose en het afstemmen van een effectieve behandeling: of het nu gaat om gelijktijdig voorkomende stoornissen zoals oppositionele opstandige stoornissen en stoornissen in het gebruik van middelen, of in verschillende levensfasen.

Hoewel ADHD wordt beschouwd als een stoornis die in de kindertijd begint en zich tijdens deze periode manifesteert, blijft deze soms onopgemerkt tot in de adolescentie of zelfs de volwassenheid. Neurologische verschillen blijven bestaan tot in de volwassenheid; Ongeveer 50% van de mensen blijft deze symptomen gedurende hun hele volwassen leven ervaren.

Enkele strategieën voor het omgaan met aandachtsstoornissen in het dagelijks leven:

Organiseer uw dagelijkse schema's volgens uw werkritme. Voer bijvoorbeeld taken uit die meer aandacht vereisen tijdens piekuren. Ontspan 's avonds of voer taken met een lage concentratie uit.

Kent u nachtelijke slapeloosheid? Aandachtstekort is een veel voorkomende bevinding. Je lichaam en geest hebben moeite om gemakkelijk tot rust te komen als ze voortdurend hyperactief zijn, waardoor het moeilijk wordt om diep te slapen en je gedwongen wordt om 's nachts vaak wakker te worden. Dit gebrek aan slaap leidt tot slaperigheid overdag; uw nachten zijn tumultueus en uw lichaam kan niet volledig herstellen. Als gevolg hiervan kunt u overdag in slaap vallen. Als deze chronische vermoeidheid na verloop van tijd aanhoudt en verergert tot het punt dat het uw dagelijkse taken belemmert, hebben we het over echte narcolepsie, een aandoening die levensbedreigend kan zijn.

Alertheid overdag is een essentieel aspect van cognitieve prestaties, die kunnen worden aangetast door slaapstoornissen. Een gebrek aan aandacht voor taken, impulsief gedrag en een verhoogd niveau van symptomen van hyperactiviteit kunnen worden waargenomen bij de inspanningen van individuen om niet in slaap te vallen als ze slaperig zijn. Slaperigheid draagt aanzienlijk bij aan ADHD-gerelateerde ongevallen, aangezien ongeveer 40% van de patiënten overmatige slaperigheid overdag ervaart. Dit kan het gevolg zijn van een verstoring van de opwindingssystemen die wordt waargenomen bij hypersomnolentie, waarbij de nachtelijke slaapduur toeneemt, maar men zich overdag nog steeds slaperig voelt als gevolg van gedrag zoals traagheid bij het ontwaken of toevallen tijdens de slaap. Er is symptomatische en klinische overlap tussen ADHD enerzijds en narcolepsie of idiopathische hypersomnie anderzijds; Dit heeft invloed op de behandeling, aangezien de meeste medicijnen die voor ADHD worden gebruikt, ook geïndiceerd zijn voor aandoeningen die worden gekenmerkt door verhoogde slaperigheid.

Verschijning	Beschrijving
Definitie	Aandachtsstoornissen (ADHD) zijn neurologische ontwikkelingsstoornissen.
Belangrijkste symptomen	- Onoplettendheid: concentratieproblemen, frequente vergeetachtigheid - Hyperactiviteit: constante rusteloosheid, onvermogen om stil te zitten - Impulsiviteit: frequente onderbrekingen, onvermogen om op zijn beurt te wachten
Oorzaken	- Genetica: familiegeschiedenis - Neurobiologisch: verschillen in hersenstructuur en -functie - Milieu: prenatale blootstelling aan alcohol of tabak, vroeggeboorte
Diagnostisch	- Klinische beoordeling: interviews, vragenlijsten - Observatie over een langere periode
Behandelingen	- Medicinaal: stimulerende middelen (bijv. methylfenidaat), niet-stimulerende middelen

Impact op het leven	- Gedragstherapie: technieken om symptomen te beheersen - Schoolaanpassingen: geïndividualiseerde programma's, extra tijd - School: academische problemen, gedragsproblemen - Werk: desorganisatie, moeite met het voltooien van taken - Sociale relaties: conflicten, sociaal isolement
Beheerstrategieën	- Planning: to-do-lijsten, dagboeken - Gestructureerde omgeving: routines, georganiseerde werkruimte - Ondersteuning: steungroepen, gezinstherapie
Huidig onderzoek	- Onderzoek naar genetische en neurobiologische oorzaken - Ontwikkeling van nieuwe therapieën en interventies - Impact van moderne technologieën en omgevingen

Hoofdstuk 2

Aandachtsstoornissen identificeren

Ontdek de variaties van aandachtsstoornissen.

Het behouden van voldoende aandacht is een uitdaging voor mensen met een aandachtstekortstoornis, vooral als ze zich op taken concentreren. Kenmerkend voor ADHD manifesteert dit symptoom zich als een extreme gevoeligheid voor afleiding. Als je de ene taak niet kunt voltooien voordat je doorgaat naar de volgende, kan dergelijk gedrag in veel scenario's levensbedreigend zijn. Het kan zijn dat u erg hongerig bent, maar halverwege de maaltijd moet opgeven vanwege een vluchtige afleiding in uw omgeving. U kunt ook een gekookte maaltijd onbeheerd achterlaten terwijl u voorrang geeft aan andere activiteiten, waardoor de maaltijd volledig uit uw bewustzijn wordt gewist. De gevolgen kunnen net zo ernstig zijn als het risico op brand als gevolg van dergelijk toezicht. De noodzaak om waakzaam te zijn bij triviale taken is vermoeiend en toch kan falen rampzalige gevolgen hebben voor uw veiligheid of die van anderen.

Frequente stemmingswisselingen zijn een ander kenmerk van aandachtstekortstoornis. In feite kan emotionele disfunctie de stemmingsvariabiliteit verklaren die wordt waargenomen bij mensen met deze aandachtsstoornis; het is ook een van de indicatoren van ADHD. Deze disfunctie bevordert angststoornissen, depressieve episoden en een onvermogen om de emoties onder controle te houden. We merken soms ook een slecht beheer van emoties op, wat ertoe leidt dat individuen eetstoornissen ontwikkelen ter compensatie van hun onbeheersbare gevoelens (vandaar de informele uitdrukking 'je emoties opeten'). Nu dergelijke emotionele onrust gebruikelijk is als gevolg van het onvermogen om met herkenning om te gaan, zien we drastische veranderingen: je kunt van blij naar boos gaan door slechts één woord van iemand.

Aandachtsstoornissen belemmeren niet alleen academisch of professioneel succes; maar ontwricht ook het dagelijks leven en beïnvloedt de organisatie, het tijdmanagement en de sociale interacties. Het belangrijkste doel van de behandeling van ADHD is het verbeteren van de kwaliteit van leven door middel van effectieve symptoombeheersing.

De belangrijkste symptomen van een aandachtsstoornis zijn moeite met opletten, impulsiviteit en soms hyperactiviteit. Deze manifestaties worden op veel gebieden van het leven van een individu waargenomen, met bijzondere nadruk op de schoolomgeving, waar ze aanzienlijke obstakels kunnen vormen. Therapeutische interventies zijn erop gericht kinderen te helpen deze symptomen effectief onder controle te houden, waardoor hun cognitieve focus en vaardigheden op het gebied van sociale betrokkenheid worden verbeterd.

Het verwerven van kennis over de symptomen van ADHD is essentieel. Het kunnen herkennen van deze aandoening bij zowel kinderen als volwassenen is belangrijk, omdat deze symptomen divers kunnen zijn en niet uniform zijn van individu tot individu. Dit kan inhouden dat u moeite heeft met het beheersen van gedrag, dat u zich voortdurend rusteloos voelt en moeite heeft om gefocust te blijven. Houd er echter rekening mee dat deze symptomen van persoon tot persoon verschillen en kunnen verschillen op basis van de leeftijd of het type ADHD dat het individu heeft.

Een indicator van aandachtstekortstoornis (ADD) met of zonder hyperactiviteit kan worden gezien in de overmatige opwinding van een persoon. Mensen met dit teken vertonen gewoonlijk perioden van extreme opwinding die gepaard gaan met een onvermogen om zich te concentreren, een manifestatie die alle aspecten van de dagelijkse activiteiten beïnvloedt, ongeacht tijd en plaats. Moeilijkheden om gedurende lange tijd stil te blijven, problemen met sociale betrokkenheid en verstoringen in het slaappatroon kunnen worden veroorzaakt door eenvoudige interacties waarbij rusteloosheid verkeerd wordt geïnterpreteerd als verveling of desinteresse.

Vroegtijdig ingrijpen betekent dat er onverwijld een behandeling wordt gestart; dit kan medicamenteuze behandeling, psychotherapie of educatieve ondersteuning omvatten. Dankzij deze interventies kan het kind leren zijn impulsiviteit en aandachtsproblemen onder controle te houden, om zo zijn levenskwaliteit en zijn sociale interacties te verbeteren.

Wat de behandelingsopties betreft, is het belangrijk ervoor te zorgen dat de diagnose vroeg wordt gesteld. De implementatie van interventies op scholen moet goed gecoördineerd worden om de sociale en educatieve inclusie van het kind te bevorderen. Het kunnen herkennen van vroege signalen en het voorstellen van passende interventiestrategieën is net zo belangrijk voor gezinnen als voor professionals. Vertrouwd raken met de kennis over aandachtsstoornissen wordt beschouwd als de eerste stap op weg naar het creëren van een omgeving die voldoet aan de ontwikkelingsbehoeften van jongeren ; Dieet kan soms de symptomen helpen verminderen.

Ten slotte is de rol van leraren en professionals, evenals de bijdrage van ouders, even belangrijk bij het identificeren en voorkomen van leerlingen met een hoog risico. Samenwerking tussen iedereen die dicht bij het kind staat, is bijzonder cruciaal voor het bieden van passende interventies voor hun groei.

ADHD is een aandoening die omgeven is door veel mythen. Zelfs als we ons inspannen om hun perspectief te veranderen, kunnen we niet volledig controleren hoe neurotypische mensen individuen met ADHD waarnemen.

Wat zijn veel voorkomende misvattingen over ADHD bij neurotypische mensen?

Aandachtstekortstoornis is snel veranderd van een rage in een vergeten neef die stof ligt te vergaren op de zolder van diagnostische termen. Deze ontwikkeling benadrukt het gelijktijdig voorkomen van aandachtsproblemen met hyperactiviteit en impulsiviteit.

Misverstanden rond ADHD kunnen eerder schadelijk dan nuttig zijn. Ze negeren de moeilijkheden van mensen die met deze ziekte leven en dragen bij aan het stigma en de vooroordelen waarmee ze regelmatig worden geconfronteerd. Dus als u ADHD-gerelateerde informatie tegenkomt, probeer dan de geldigheid ervan in twijfel te trekken. Houd er rekening mee dat ieder mens uniek is en dat we allemaal onze eigen problemen hebben die anderen over het hoofd zien.

Wat zijn de signalen om ADHD te detecteren en met wie moeten we contact opnemen voor een beoordeling van ons kind en wat moeten we in dit verband doen? Als de diagnose eenmaal is bevestigd, hoe besluit u dan of u wel of geen medicijnen moet nemen: voor of tegen, en waarom? Zal mijn kind na de diagnose gestigmatiseerd worden? Welke follow-up moet er worden georganiseerd na het stellen van een diagnose en welke specifieke instrumenten moeten in dit kader worden ingezet?

De behandeling moet worden aangepast aan het kind, maar ook aan zijn omgeving, de aard van zijn aandoening en eventuele comorbiditeiten. Het doel is om klinische symptomen te verminderen en school-, gezins- of sociale problemen aan te pakken of te voorkomen. Het gaat om het gebruik van bewezen onderwijstechnieken: hyperactieve kinderen met aandachtsproblemen hebben duidelijke structuren nodig die hen helpen effectief te leren: ze moeten één taak tegelijk krijgen. Als de taak of het spel complex is, zorg er dan voor dat deze in stappen wordt opgesplitst.

De symptomen belemmeren de aanpassing en treffen naar schatting 3 tot 5% van de kinderen in westerse landen. Het diagnosecijfer voor ADHD is hoger in Noord-Amerika en Australië dan in Europa, en het noordelijke deel is hoger dan het zuidelijke deel van het oude continent, hoewel er geen duidelijke indicatie is of dit verschil te wijten is aan de bevolking of aan (culturele) diagnostische benaderingen. Neem bijvoorbeeld 'normaliteit': een levendige jongen kan in sommige Zuid-Europese landen als normaler worden beschouwd dan in de noordelijke. Bovendien vertoont Europa doorgaans meer afkeer van medicalisering dan Amerika.

Tekenen en symptomen bij volwassenen

"Volwassenen vertonen vooral symptomen van onoplettendheid. Ze hebben minder symptomen van hyperactiviteit en impulsiviteit dan kinderen, maar getroffen personen hebben de neiging om gedurende de volwassenheid aanhoudende symptomen van hyperactiviteit te hebben, die meer worden ervaren als rusteloosheid of interne rusteloosheid.

Iets anders dat leidt tot de onderdiagnose van ADHD bij volwassenen is de overtuiging dat mensen al sinds hun kindertijd van hun symptomen af hadden moeten komen.

Volwassenen met ADHD kunnen zich aanpassen en leren hun symptomen te verbergen, waardoor ze niet alleen minder voor de hand liggend zijn voor anderen, maar ze soms ook zelf kunnen herkennen.

Op volwassen leeftijd wordt algemeen erkend dat de symptomen in 50% van de gevallen aanhouden. Slechts 5% van de mensen met de diagnose ADHD als kind heeft echter volledige ADHD-symptomen (op 38-jarige leeftijd), wat een verschil in bevindingen tussen verschillende onderzoeksinspanningen benadrukt.

Criteria	*Concrete voorbeelden*
Onoplettendheid	- Geen aandacht besteden aan details, onzorgvuldige fouten maken - Moeite hebben om gefocust te blijven tijdens taken of games - Lijkt niet te luisteren als er rechtstreeks tegen wordt gesproken - Het niet opvolgen van instructies en het niet maken van huiswerk - Moeite hebben met het organiseren van taken en activiteiten

	- Vermijd of aarzel niet om deel te nemen aan taken die een langdurige mentale inspanning vereisen
	- Het verliezen van spullen die nodig zijn voor taken of activiteiten
	- Laat je gemakkelijk afleiden door externe prikkels
	- Het vergeten van dagelijkse activiteiten
Hyperactiviteit	- Beweeg of klap in uw handen of voeten, kronkel in uw stoel
	- Sta vaak op in situaties waarin verwacht wordt dat u blijft zitten
	- Overal rennen of klimmen, in ongepaste situaties
	- Moeite hebben met rustig spelen of ontspannen
	- Voortdurend in beweging zijn
	- Overmatig praten
Impulsiviteit	- Geef antwoorden voordat de vragen volledig zijn gesteld
	- Moeite met wachten op je beurt
	- Onderbreek of meng je in de gesprekken of spelletjes van anderen
Duur	- Symptomen zijn niet slechts tijdelijk of incidenteel

Meerdere contexten	- Symptomen worden bijvoorbeeld thuis en op school waargenomen
Impact op het dagelijks leven	- Academische problemen, relatieproblemen, slechte werkprestaties

Hoofdstuk 3

De uitdagingen van aandachtsstoornissen

Het begrijpen en effectief beheren van Attention Deficit Hyperactivity Disorder (ADHD) is cruciaal voor een succesvolle educatieve reis van kindertijd naar adolescentie naar volwassenheid. Deze stoornis tast de concentratie, het organisatievermogen en het vermogen om stil te zitten aanzienlijk aan, wat essentiële elementen zijn voor academisch succes.

Deze studenten vertonen een hoge mate van impulsiviteit, agressie en veeleisend gedrag. De problemen waarmee zij worden geconfronteerd manifesteren zich thuis en op school, maar ook binnen de bredere gemeenschap. Dergelijke problemen kunnen doorgaans vroeg in het leven van een kind worden onderkend, waardoor snelle interventie mogelijk is. Sommige ouders normaliseren het gedrag van hun kind echter totdat ze het later beseffen, wanneer het kind ouder is of naar formeel onderwijs gaat. Studenten in deze categorie met gedragsstoornissen hebben gerichte interventies nodig die de onderliggende omgevings-, psychologische en neurologische factoren zullen ontrafelen die dit onaangepaste gedrag voeden, om aan hun specifieke behoeften te voldoen. Speciale programma's voor studenten met gedragsstoornissen zijn onder meer:

- de ontwikkeling van geïndividualiseerde interventieplannen om tegemoet te komen aan de unieke behoeften van leerlingen door middel van multidisciplinaire teams waarbij specialisten uit verschillende vakgebieden zoals geneeskunde, psychologie of onderwijs betrokken zijn.

- Betrek hulpdocenten die directe instructie kunnen geven, hetzij individueel, hetzij in kleine groepen met andere geïdentificeerde leerlingen met vergelijkbare behoeften.

Mensen met aandachtsstoornissen worden vaak geconfronteerd met een aantal veelvoorkomende uitdagingen. Er zijn enkele aanpassingen nodig om kinderen met ADHD te helpen succesvol te zijn in de schoolomgeving. De meerderheid van de leerlingen met een aandachtstekortstoornis ervaart obstakels die hun leertraject beïnvloeden, zoals moeite met concentreren gedurende langere tijd en het correct organiseren van taken. Een voorbeeld van een oplossing zou het aanpassen van het onderwijs zijn. Een geïndividualiseerd programma gebaseerd op de specifieke sterke punten en interesses van elke student kan een opmerkelijk verschil maken in de betrokkenheid en het succes van studenten.

ADHD stelt individuen voor een groot aandachtstekortprobleem dat een aanzienlijke impact kan hebben op hun dagelijks leven. Dit omvat problemen bij het volgen van aanwijzingen, betrokken blijven tijdens de les of het voltooien van complexe werkgerelateerde taken. Deze aandachtsproblemen hebben daarom grote gevolgen voor het academische en professionele succes van mensen met ADHD.

In eerste instantie hebben deze personen doorgaans moeite zich te concentreren op taken die niet boeiend of stimulerend zijn vanwege de aard van de stoornis. Dit kan leiden tot vermijdingsgedrag en een slechte tijdige voltooiing van taken.

Problemen voor volwassenen

Integreer fysieke beweging in uw dagelijkse volwassen leven, of het nu in uw leer- of werkomgeving is. Kies voor hobby's die praktische taken met zich meebrengen en overweeg het gebruik van tastbare materialen of het gebruik van interactieve hulpmiddelen zoals apps voor het leren van talen om nieuwe ideeën te verwerven.

Emotionele en sociale uitdagingen: De emotionele uitdagingen waarmee oudere volwassenen met ADHD worden geconfronteerd, leiden tot gevoelens van opwinding en misverstanden. Hierbij gaat het om impulsiviteit, een gebrek aan begrip van sociale signalen en situaties waarin emoties uit de hand lopen. Eén onderzoek merkt ook op dat vijftigplussers met ADHD over het algemeen minder tevreden lijken met hun leven dan andere mensen in dezelfde leeftijdsgroep zonder ADHD.

Gebruik technologische middelen om de concentratie en efficiëntie te verbeteren.

Er zijn veel productiviteitstechnieken beschikbaar om mensen met ADHD te helpen zich beter te concentreren en hun tijd beter te beheren, waardoor hun productiviteitsniveau toeneemt. Een van deze methoden is de Pomodoro- techniek . Het houdt in dat het werk wordt opgedeeld in segmenten van 25 minuten, afgewisseld met korte pauzes, een aanpak waarvan is aangetoond dat deze van groot belang is bij het overwinnen van inefficiëntie bij mensen met ADHD als gevolg van afleiding of het opslokken van grote taken.

Regelmaat introduceren: Het proces van het tot stand brengen van een consistente routine kan nuttig zijn bij het bevorderen van goede werkpraktijken en het verbeteren van de prestaties.

Dit kan inhouden dat u bepaalde perioden van de dag voor specifieke taken moet reserveren of dat u geen regelmatige pauzes moet nemen om te ontspannen en nieuwe energie op te doen.

Veel productiviteitsstrategieën richten zich uitsluitend op tijdmanagement en verwaarlozen het cruciale aspect van het hebben van voldoende energie om taken daadwerkelijk uit te voeren. Het is echter onze mentale en cognitieve energie die ons echt productief maakt (adverteerders zijn zich hier terdege van bewust...), omdat het ons in staat stelt om met de wereld te communiceren via dit fysieke lichaam dat in staat is tot beweging en perceptie. Creëer een omgeving die bevorderlijk is voor mensen die lijden aan aandachtsstoornissen:

Denk aan een medewerker met ADHD die moeite heeft om gefocust te blijven tijdens lange vergaderingen. Een geschikte invulling kan de vorm aannemen van kortere, meer gerichte bijeenkomsten of het verstrekken van schriftelijke samenvattingen na de bijeenkomst.

School was een cruciale factor in mijn aanpassing. Leraren zijn goed opgeleid om de uitdagingen van aandachtsregulatiestoornissen te begrijpen, wat heeft geleid tot veranderingen in hun lesmethoden. Ze begonnen lesfragmentatie te gebruiken met een interactieve methode die mij betrokken hield: ik nam ook deel aan de discussie en het geven van de lessen.

Deze bronnen kunnen informatie verschaffen over een bepaald aandachtsprofiel. Ze kunnen u helpen bij het vinden van strategieën om symptomen onder controle te houden en kunnen ook dienen als leidraad voor leraren, ouders of gezondheidswerkers die mensen met een aandachtsstoornis willen ondersteunen.

Ten slotte moet rekening worden gehouden met de emotionele en fysieke gevolgen voor mensen. Wanneer interpersoonlijke relaties niet bevorderlijk zijn voor hun emotionele gezondheid of lichamelijk welzijn, kan dit een teken zijn dat er onderliggende problemen zijn die moeten worden aangepakt.

Dit programma, dat is ontworpen om het functioneren en de communicatie binnen gezinnen te verbeteren en de gezinscohesie te verbeteren, pakt sociale isolatie aan en betrekt ouders bij schoolactiviteiten. Voortdurende verbetering van preventieprogramma's is een aanhoudende uitdaging. Wel kunnen passende programma's het aantal leerlingen met gedragsproblemen helpen terugdringen. Dit planningshulpmiddel vat verschillende preventieprogramma's en strategieën samen die scholen kunnen toepassen om deze plaag te verminderen. Andere preventieve maatregelen zijn onder meer: het faciliteren van recreatieve activiteiten op verschillende tijdstippen voor studenten via verschillende partnerschappen; preventiemateriaal genereren en gerelateerde activiteiten organiseren voor scholen en gemeenschappen. Angst heeft een directe invloed op onze sociale vaardigheden en interacties, en beïnvloedt zowel de manier waarop we met anderen communiceren als de kwaliteit van onze relaties.

Categorie	Uitdagingen	Mogelijke consequenties
Academisch	- Moeite met concentreren in de klas	- Slechte academische prestaties
	- Huiswerk en projecten vergeten	- Vertragingen in schoolwerk, lagere cijfers
	- Moeite met het volgen van instructies	- Conflicten met leraren
	- Desorganisatie	- Gebrek aan schoolmateriaal, herhaalde mislukkingen
Sociaal	- Impulsiviteit in interacties	- Relatieproblemen, sociaal isolement

Emotioneel	- Moeite met wachten op je beurt	- Afwijzing door leeftijdsgenoten
	- Ongepast gedrag in sociale contexten	- Conflicten met vrienden en familie
	- Frustratie en ongeduld	- Intense en ongecontroleerde emoties
	- Een laag zelfbeeld	- Gevoel van falen, angst, depressie
	- Gevoeligheid voor kritiek	- Overmatige emotionele reacties
Professioneel	- Desorganisatie op het werk	- Slechte prestaties op het werk, mogelijk ontslag
	- Moeite met het halen van deadlines	- Problemen met hiërarchie en collega's
	- Neiging tot vergeetachtigheid en afleiding	- Daling van de productiviteit, frequente fouten
Familie	- Frequente conflicten met familieleden	- Familiespanningen, verhoogde stress
	- Moeite met het beheren van huishoudelijke	- Stoornis thuis, verwaarlozing van huishoudelijke taken

	verantwoordelijkheden	
Gedragsmatig	- Fysieke hyperactiviteit	- Onvermogen om stil te zitten, constante rusteloosheid
	- Impulsief gedrag	- Ongevallen, risicovolle besluitvorming
Beheer van tijd	- Moeite met het inschatten van de tijd die nodig is voor taken	- Frequente vertragingen, uitstelgedrag
	- Onvermogen om zich aan een gestructureerd schema te houden	- Dagelijkse chaos, frequente vergeetachtigheid
Financieel	- Slecht geldbeheer	- Schulden, financiële problemen
	- Impulsaankopen	- Moeite met sparen, overmatige uitgaven
Gezondheid	- Verwaarlozing van persoonlijke verzorging	- Gezondheidsproblemen, gebrek aan hygiëne

BEHEER VAN AANDACHTSTOORNISSEN

Zelfmanagement	- Onevenwichtige voeding	- Gewichtsproblemen, chronische ziekten
	- Slapeloosheid en slaapstoornissen	- Vermoeidheid, concentratieverlies, prikkelbaarheid
	- Moeite met het vaststellen en volgen van routines	- Gebrek aan structuur in het dagelijks leven, verhoogde stress
	- Onvermogen om prioriteiten te stellen	- Belangrijke taken niet volbracht, opeenstapeling van vertragingen

Hoofdstuk 4

Bereid het terrein voor

Aandachtsstoornissen aanpakken: de rol van educatie en bewustzijn.

Getroffen kinderen moeten nog steeds naar school gaan en kennis opdoen. Het is daarom van cruciaal belang dat zij stapsgewijs worden geholpen vaardigheden te ontwikkelen, omdat zij een essentiële rol spelen in academisch en sociaal succes. Zelfs kinderen die lijden aan echte ADHD, een neurochemische stoornis, kunnen baat hebben bij het herzien van bepaalde gewoonten die hen zouden helpen hun aandachtsspanne en zelfbeheersing te verbeteren in een optimale waarschijnlijkheidsbenadering.

Het is absoluut noodzakelijk om te begrijpen dat bepaald gedrag en bepaalde houdingen niet altijd het resultaat zijn van slechte bedoelingen of een gebrek aan opleiding, maar kunnen voortkomen uit ADHD. We moeten de leerling niet zien als niet in staat om te verbeteren, maar eerder als iemand die aangepaste onderwijsinterventies nodig heeft en de mogelijkheid om zijn eigen aanpassingsstrategieën te ontwikkelen om zijn stoornis beter onder controle te kunnen houden. Hieronder staan enkele suggesties die de uitdagingen belichten waarmee een leerling met ADHD te maken kan krijgen. Ze omvatten problemen met aandacht en concentratie, zoals het onvermogen om de aandacht in de loop van de tijd vast te houden of de aandacht over taken te verdelen . Kinderen raken gemakkelijk afgeleid en lijden aan een tekort aan selectieve aandacht. Dit betekent dat ze zich gedurende langere tijd niet kunnen concentreren en gemakkelijk afgeleid kunnen worden door externe (bijvoorbeeld licht of geluid) en interne (emoties of gedachten) prikkels.

We observeren een transformatie van maatschappelijke normen, vooral in het aspect dat autoriteit en kennis vestigt. Deze veranderingen hebben ook invloed op de relaties tussen docenten en de families van leerlingen en met hun leerlingen, waardoor ze dagelijks met nieuwe uitdagingen worden geconfronteerd: hoe ze met mobiele telefoons en digitale informatie moeten omgaan, hoe ze moeten omgaan met uitdagingen die hun legitimiteit aantasten of inbreuken op hun privéleven, of zelfs het oppositionele gedrag van kameraden vermengd met provocatie.

Concentratie beïnvloedt niet alle individuen op dezelfde manier. Sommige mensen kunnen gemakkelijk betrokken raken bij een taak, terwijl anderen mogelijk arbeidsomstandigheden moeten creëren door middel van rituelen als voorwaarde. Maar we kennen de factoren die helpen bij de concentratie.

We hebben niet allemaal hetzelfde concentratievermogen. Sommige mensen kunnen gemakkelijk aan een taak beginnen, terwijl anderen specifieke rituelen nodig hebben om een vriendelijke werkomgeving te creëren en in de juiste gemoedstoestand te komen. Niettemin zijn de factoren die de concentratie beïnvloeden geïdentificeerd.

Concentratieproblemen kunnen ons allemaal treffen. Er zijn momenten waarop ze specifiek zijn en gemakkelijk weg te rationaliseren (zoals stress of een luidruchtige werkomgeving), maar er zijn ook momenten waarop ze jarenlang aanhouden vanwege complexe onderliggende redenen. Deze redenen kunnen variëren van onder meer niet-gediagnosticeerde ADHD of andere psychische aandoeningen/pathologieën tot diepere psychologische problemen. Ongeacht de oorzaak is het echter absoluut noodzakelijk om een arts te raadplegen als deze problemen verergeren of gedurende langere tijd aanhouden . Zorg er in ieder geval voor dat u een zorgverlener raadpleegt als deze problemen na verloop van tijd verergeren.

Hier is nog een oplossing voor stressmanagement waar je misschien nog nooit van hebt gehoord. De hartcoherentietechniek. Zorg er bij het uitvoeren van deze ontspanningsoefening voor dat uw ademhaling zes ademhalingen per minuut is. Dit is vijf seconden inademen en vijf seconden uitademen. Dit creëert wat een fysiologisch mechanisme wordt genoemd, hartresonantie waarin uw ademhaling en hartslag perfect gesynchroniseerd zijn, waardoor een harmonieuze toestand in uw lichaam wordt veroorzaakt. Deze oefening, ook bekend als de "365"-methode, moet drie keer per dag gedurende 5 minuten worden uitgevoerd met een snelheid van 6 ademhalingen per minuut. Deze techniek helpt je zenuwstelsel onder controle te houden, omdat het sympathische systeem in stressvolle situaties een adrenalinestoot veroorzaakt die je voorbereidt op vechten of vluchten. Deze oefening kan helpen het gebruikelijke hart- en ademhalingsritme te normaliseren door in te werken op bepaalde daarmee verbonden zenuwen.

Ga comfortabel zitten op een ongemakkelijke plek om uw gebruikelijke patronen te verstoren. Concentreer u op de meest gespannen delen van uw lichaam. Laten we bovenaan het hoofd beginnen; stel je een golf van ontspanning voor die vanaf dit punt naar beneden stroomt. Een beeld kan deze gevoelens helpen belichamen: stel je een licht voor dat zachtjes schijnt op de plek waar je spanning voelt, en vervaagt als het oplost. Je gedachten hebben ook invloed op je fysieke toestand: wees bewust en weloverwogen om ze op een positieve manier vorm te geven.

Ontspanning en stressmanagement zijn belangrijke hulpmiddelen om kinderen met DYS te helpen ontspannen, focussen en hun emoties onder controle te houden. Hoewel ze verschillende voordelen kunnen bieden aan kinderen met DYS, zijn verschillende ontspanningstechnieken zoals meditatie, ademhalingsoefeningen en zintuiglijke activiteiten enkele manieren waarop ze dit kunnen bereiken.

Belang van voeding en lichaamsbeweging

Door na te denken over de rol van voeding en fysieke activiteit in het welzijn, kunt u hun diepgaande impact op de algehele gezondheid begrijpen. De belangrijkste rol die voeding speelt is het leveren van essentiële voedingsstoffen, vitamines en mineralen die nodig zijn voor het optimaal functioneren van het lichaam. Optimale prestaties, zowel fysiek als mentaal, kunnen worden bereikt door een uitgebalanceerd dieet met verschillende soorten fruit, groenten, volle granen, magere eiwitten en gezonde vetten.

Fitnessdoelen kunnen niet worden bereikt door alleen te sporten; voeding is net zo belangrijk. Het is noodzakelijk om de juiste voedingsstoffen op te nemen die u zullen helpen uw trainingen te voeden, spieren op te bouwen en positieve resultaten te bereiken. Van macronutriënten zoals koolhydraten, eiwitten en vetten tot micronutriënten zoals vitamines en mineralen, elk speelt een specifieke rol in het functioneren van uw lichaam en het vermogen om te herstellen en te presteren.

Om een evenwicht in het leven te bereiken, is gelijke aandacht nodig voor de lichamelijke en geestelijke gezondheid. Twee essentiële elementen, beweging en voeding, spelen een rol bij het zoeken naar evenwicht. Fysiek gezien zorgt sporten ervoor dat het lichaam fit blijft en tegelijkertijd kracht, uithoudingsvermogen en zelfs de algehele gezondheid wordt bevorderd. Omgekeerd komt voeding tussenbeide om het lichaam te voorzien van de voedingsstoffen die essentieel zijn voor het goed functioneren ervan. Vanuit mentaal perspectief helpen fysieke activiteit en een goed dieet stress en angst te verminderen, maar kunnen ze ook de stemming verbeteren en het energieniveau verhogen. Het is door deze dubbele benadering dat we kunnen hopen een balans te vinden tussen lichaam en geest, waardoor we een holistisch welzijn kunnen garanderen.

Categorie	Strategieën	Beschrijving
Onderwijs	- Bewustwording en training	- Informeer leraren, ouders en leeftijdsgenoten over ADHD en de uitingen ervan
	- Lerarenopleiding	- Specifieke training geven over het omgaan met studenten met ADHD
	- Oudereducatie	- Bied workshops en hulpmiddelen aan om ouders te helpen ADHD te begrijpen en ermee om te gaan

Omgeving	- Inrichting van de werkruimte	- Creëer een rustige en georganiseerde werkruimte om afleiding te verminderen
	- Gebruik van visuele herinneringen	- Bekijk schema's, takenlijsten en visuele herinneringen om te helpen bij de organisatie
	- Minder afleiding	- Minimaliseer lawaai en afleidende objecten in de omgeving
Routines	- Opzetten van dagelijkse routines	- Zorg voor vaste routines voor dagelijkse activiteiten
	- Gebruik van checklists	- Gebruik checklists om taken en huiswerk bij te houden
	- Planning en tijdmanagement	- Gebruik kalenders en timers om de tijd te beheren
Schoolondersteu ning	- Educatieve aanpassingen	- Zorg voor extra testtijd, regelmatige pauzes en duidelijke instructies
	- Begeleiding en individuele ondersteuning	- Bied bijles aan om leerlingen te helpen op school te blijven
	- Gebruik van onderwijstechnologie ën	- Gebruik apps en digitale hulpmiddelen om te helpen bij het leren en organiseren
Professionele ondersteuning	- Flexibiliteit in werktijden	- Bied flexibele uren of telewerkmogelijkhe den

	- Aanpassing van de werkomgeving	- Creëer een werkomgeving die is aangepast aan de behoeften van mensen met ADHD
	- Opleiding en bewustwording van collega's en leidinggevenden	- Informeer en train het personeel over ADHD om een begripvolle en inclusieve werkomgeving te bevorderen
Therapie en ondersteuning	- Gedragstherapie	- Implementeer gedragstherapieën om symptomen te leren beheersen
	- Steungroepen	- Neem deel aan steungroepen om ervaringen en strategieën uit te wisselen
	- Persoonlijke coaching	- Huur coaches in die gespecialiseerd zijn in ADHD-management
Emoties beheren	- Ontspanningstechnieken	- Leer en oefen ontspanningstechnieken zoals meditatie of diepe ademhaling
	- Strategieën voor stressbeheer	- Ontwikkel strategieën om met stress om te gaan, zoals lichaamsbeweging of hobby's
gezondheid	- Gebalanceerd dieet	- Volg een gezond en uitgebalanceerd dieet om de concentratie en energie te verbeteren

	- Regelmatige lichamelijke activiteit	- Integreer lichaamsbeweging in de dagelijkse routine om hyperactiviteit te verminderen
	- Slaapbeheer	- Zorg voor regelmatige slaaproutines om voldoende rust te garanderen
Technologie	- Tijd- en taakbeheer-apps	- Gebruik apps om taken, afspraken en huiswerk bij te houden
	- Herinnerings- en meldingshulpmiddelen	- Gebruik digitale hulpmiddelen voor regelmatige herinneringen en meldingen
	- Concentratiehulpsoftware	- Gebruik software die is ontworpen om de concentratie te verbeteren en online afleiding te verminderen

hoofdstuk 5

Observatie en analyse

Schrijf een verslag op van gedragsobservaties.

Dit soort gedrag kan leiden tot een achterstand in taken die onafgemaakt blijven, van slecht gelezen rapporten of boeken tot onafgemaakte huishoudelijke taken. Het gaat niet alleen om een korte aandachtsspanne; impulsiviteit vormt de kern van dit probleem: het snijdt onze concentratiedraad door en sleept ons mee voordat we die bungelende draden zelfs maar aan elkaar kunnen knopen.

Toon een grotere tolerantie ten aanzien van de kwaliteit van schrijven en tekenen. Dit omvat artistieke en grafische elementen, maar ook geometrische details. Bewaar notitieboekjes (bijvoorbeeld als de leerling fijne motoriek of motorische onhandigheid heeft) en aandachtsproblemen als gevolg van de stoornis.

Selectie van middelen: IT en educatieve hulpmiddelen kunnen helpen deze uitdagingen het hoofd te bieden.

Er bestaat geen universeel 'juiste' manier om met deze situaties om te gaan. Enkele veel voorkomende suggesties zijn onder meer het vermijden van triggers indien mogelijk, het nemen van pauzes als dingen te moeilijk lijken, en het openstellen voor anderen over hoe ze beter met dergelijke moeilijke situaties kunnen omgaan.

Door onze emoties onder controle te kunnen houden, in plaats van ze onze acties en reacties te laten sturen, kunnen we een vrediger leven leiden. Omgaan met woede houdt in dat we de bron ervan begrijpen, erkennen dat het deel uitmaakt van ADHD, en ervoor zorgen dat we verschillende strategieën hebben om ermee om te gaan.

Verbeter uw bewustzijn door scenario's met hoge stress te leren identificeren (bijvoorbeeld examenperiodes, deadlines voor opdrachten of sollicitatiegesprekken) en effectieve manieren te vinden om de daaruit voortvloeiende stress te beheersen.

Mindfulness is geen avontuur, het is een meesterschap. Er zijn veel keuzes, van algemene op mindfulness gebaseerde stressvermindering tot meer gespecialiseerde op mindfulness gebaseerde interventies. Voor ouders met ADHD die hebben geprobeerd (of ertoe zijn aangezet) om mindfulnesstraining te volgen, kan het verrassend zijn om te zien hoeveel invloed deze praktijk niet alleen op uw individuele leven kan hebben, maar ook op de dynamiek thuis.

Om de doorzettingsvermogen te verbeteren, moet u streven naar meer consistentie: Overweeg om mindfulness-oefeningen in uw dagelijkse schema op te nemen, zoals het uitvoeren van een korte bodyscan aan het eind van de dag of aandachtig ademhalen terwijl u elke ochtend op uw koffie wacht.

Impact van aandachtsstoornissen op individuen. ADHD en andere aandachtsstoornissen kunnen een aanzienlijke impact hebben op het leven van een individu. Van moeite met concentreren op taken op het werk of op school tot moeite met het onderhouden van relaties als gevolg van impulsiviteit of vergeetachtigheid: de gevolgen kunnen verstrekkend zijn. Eenvoudige interventies zoals het gebruik van timers of organisatorische hulpmiddelen lijken misschien triviaal, maar ze kunnen in werkelijkheid een substantieel verschil maken in iemands vermogen om ondanks deze uitdagingen effectief te functioneren.

Inleiding: Het aandachtsprobleem en de beperkingen ervan bij patiënten met neurologische ontwikkelingsstoornissen worden vaak over het hoofd gezien. De aandacht kan door veel omstandigheden worden beïnvloed, waaronder afleiding, opdringerige gedachten en concurrerende belangen; deze situaties leiden tot cognitieve overbelasting en situaties met dubbele taken.

Bij deze aandoening is hyperactiviteit een belangrijke indicator. Gebrek aan aandacht resulteert in echte interne en externe onrust die moeilijk te beheersen kan zijn. Als u een aandachtsstoornis heeft, zult u waarschijnlijk enkele bekende symptomen zien.

De impact van een aandachtstekortstoornis op interpersoonlijke relaties mag niet worden onderschat. Dit leidt vaak tot onenigheid met de mensen om u heen, een typisch scenario waarbij mensen betrokken zijn bij of dicht bij iemand staan met een aandachtstekortstoornis. Mensen om u heen begrijpen vaak de ernst van deze aandoening niet; het gaat veel verder dan eenvoudige uitingen van hyperactiviteit. Maar als u zich niet kunt concentreren tijdens gesprekken of als u voortdurend van houding verandert vanwege opwinding, zijn dit tekenen dat anderen uw behoefte om af te maken hadden moeten inzien en u hadden moeten helpen uw zinnen af te maken, ook al zijn ze onlogisch voordat u dat wel kunt het kan ertoe leiden dat u in situaties terechtkomt waarin anderen zich snel beledigd voelen omdat zij het gevoel hebben dat u niet genoeg aandacht schenkt aan wat er wordt gezegd. Soms doen mensen hun best om coping-strategieën te vinden, maar wanneer ADHD gepaard gaat met problemen met een hoog potentieel of angst, nemen de interacties een andere wending en worden ze kwetsbaarder en delicater, omdat niet iedereen gemakkelijk met dergelijke subtiliteiten kan omgaan.

Manieren om je beter te concentreren

Tijdens deze sessie zal een breed scala aan aanpassingen, tactieken en configuraties worden onderzocht om uitdagingen op het gebied van concentratie, lezen, organisatorische vaardigheden en onafhankelijkheid, rusteloosheid, emotionele overweldiging en demotivatie aan te pakken.

Eén manier om een betere focus te bereiken, is door u volledig aan één taak te wijden. En wacht totdat je er klaar mee bent voordat je geïnteresseerd raakt in een ander. Om het haalbaarder te maken, kun je het onderverdelen in verschillende kleine, niet veeleisende taken. Zo voel je je niet overbelast en voorkom je dat je in uitstelgedrag vervalt. Een bepaalde manier om een betere concentratie te bereiken.

Manieren om de concentratie te verbeteren: Het implementeren van studiestrategieën zoals de Pomodoro-techniek kan leerlingen helpen hun studie-uren te verdelen in intervallen van diepe concentratie, onderbroken door korte pauzes: een effectieve manier om de managementtijd te verbeteren en uitstelgedrag te voorkomen. Deze praktische oefeningen omvatten onder meer het spelen van instrumentale muziek terwijl je studeert, het houden van een klein plantje op je studiebureau en het stellen van kleine haalbare doelen voor elke studiesessie die je jezelf aan het einde zult belonen.

Het beoefenen van fysieke activiteit is een voorbeeld. Het bevordert positief gedrag en pakt tegelijkertijd problemen aan die verband houden met een gebrek aan concentratie en aandacht. De bron scheidt deze twee categorieën af: goed en slecht gedrag dat iemand door middel van voorbeelden aandachtiger kan maken. Vervolgens mag het individu samen met de professional zijn favoriete handelingen op het formulier noteren, dit document kan dan als aandenken voor hem dienen.

Je moet aandacht besteden aan je cognitieve vaardigheden. Ze helpen u te identificeren wanneer u zich in een staat van hyperconcentratie bevindt : gebruik ze in uw voordeel voor taken die volledige aandacht vereisen. Net zo belangrijk is dat het gevoel van bewustzijn u waarschuwt wanneer uw geest door een 'mist' wordt gehuld; het aanmoedigen van een welverdiende pauze of een betrokkenheid bij lichtere taken. Dit luistervermogen van je hersenen is essentieel om optimaal te kunnen presteren en goed voor jezelf te kunnen zorgen.

Verbetering van de concentratie door zintuiglijke aantrekkingskracht: een ergotherapeut demonstreert, door middel van case studies, hoe hyper- en hypo-responsief gedrag nauw verbonden zijn met aandachtsproblemen, en dient als een praktische gids voor leraren bij hun dagelijkse identificatie. Het biedt omgevingsaanpassingen en eenvoudige benaderingen die de harmonieuze werking van verschillende sensorische systemen bevorderen.

Fase	Beschrijving	Te ondernemen acties
1. Symptomen identificeren	Herken tekenen van ADHD zoals onoplettendheid, hyperactiviteit en impulsiviteit.	- Observeer dagelijks gedrag. - Let op veelvoorkomende symptomen en hun impact op activiteiten.
2. Verzameling van informatie	Verzamel gedetailleerde informatie over medische, familiale en educatieve geschiedenis.	- Verzamel rapporten van ouders, leraren en andere belangrijke volwassenen. - Gebruik vragenlijsten en gestandaardiseerde beoordelingsschalen.
3. Klinische evaluatie	Voer een grondige klinische beoordeling uit door een beroepsbeoefenaar in de gezondheidszorg.	- Raadpleeg een kinderarts, psycholoog of psychiater die gespecialiseerd is in ADHD. - Voer klinische interviews en directe observaties uit.
4. Gebruik van de DSM-5-criteria	Pas de DSM-5 diagnostische criteria voor ADHD toe.	- Vergelijk de waargenomen symptomen met de DSM-5-criteria. - Controleer de aanwezigheid van symptomen gedurende minimaal zes maanden en in verschillende contexten (thuis, op school).

5. Observatie in een schoolomgeving	Observeer het gedrag van het kind in de schoolcontext om specifieke problemen te identificeren.	- Werk samen met leraren om het gedrag in de klas te monitoren en vast te leggen. - Gebruik observatieroosters en schoolrapporten.
6. Observatie in een gezinsomgeving	Observeer het gedrag van het kind thuis en in andere sociale omgevingen.	- Let op gezinsinteracties, dagelijkse routines en gedragingen tijdens vrijetijdsactiviteiten.
7. Psychometrische tests	Gebruik psychometrische tests om cognitieve vaardigheden en uitvoerende functies te beoordelen.	- Voer gestandaardiseerde tests uit om aandacht, geheugen, planning en organisatie te beoordelen.
8. Gegevensanalyse	Analyseer de verzamelde gegevens om patronen en bijdragende factoren te identificeren.	- Synthetiseer informatie uit verschillende bronnen. - Vergelijk de resultaten van observaties, interviews en psychometrische tests.
9. Ontwikkeling van de diagnose	Stel een diagnose op basis van alle verzamelde gegevens en de diagnostische criteria.	- Bepaal of de klachten passen bij een diagnose ADHD of een andere stoornis. - Raadpleeg indien nodig andere professionals voor

		een volledige diagnose.
10. Planning van interventies	Ontwikkel een geïndividualiseerd interventieplan op basis van de specifieke behoeften van het individu.	- Ontwikkel passende educatieve, gedragsmatige en therapeutische strategieën. - Betrek ouders, leerkrachten en gezondheidswerkers bij het plan.
11. Monitoring en herbeoordeling	Implementeer regelmatige monitoring om de effectiviteit van interventies te evalueren en indien nodig het plan aan te passen.	- Plan regelmatig vervolgafspraken met beroepsbeoefenaren in de gezondheidszorg. - Beoordeel de symptomen en voortgang regelmatig opnieuw.

VS

Hoofdstuk 6

Managementstrategieën voor kinderen met aandachtsstoornissen

Effectieve managementstrategieën voor kinderen met aandachtsstoornissen
Aandachtsstoornissen bij kinderen begrijpen.

■ Voer oefeningen uit die u helpen concentreren. Vraag een kind bijvoorbeeld een taak uit te voeren, zoals lezen, of een andere taak waarbij hij of zij zich moeilijk kan concentreren. Begin met kortere taken en bereken hoe lang het duurt om ze te voltooien. Stop de timer telkens wanneer het kind de taak verlaat en start hem opnieuw wanneer hij of zij terugkeert naar de taak. Het resultaat geeft ons de werkelijke tijd die nodig is om de taak te voltooien. Herzieningen van het werk of vragen die na het lezen worden gesteld, zijn ook tekenen van succes. Er kunnen doelen worden gesteld om de uitdaging en motivatie te vergroten. Veel jongeren met ADHD hebben moeite met het ordenen van hun gedachten en hun omgeving.

Voor hun leeftijd zijn deze kinderen relatief onoplettend, impulsief en hyperactief. Hun concentratie kan verminderd zijn en ze kunnen mogelijk hun potentieel niet bereiken. Normaal gesproken neemt ADHD enigszins af tijdens de adolescentie en volwassenheid. In de meeste gevallen gaan deze klassieke ADHD-symptomen gepaard met andere medische aandoeningen en psychologische afwijkingen (comorbiditeit), wat erop wijst dat deze kinderen er aanzienlijk door getroffen kunnen worden. ADHD kan ook langetermijneffecten hebben op het gezinsleven, maar ook op school en op het werk. Studies tonen aan dat ADHD-symptomen die in de kindertijd worden gediagnosticeerd, in 40 tot 60% van de gevallen aanhouden tot in de volwassenheid. Bovendien bepalen in Zwitserland het concentratievermogen, het doorzettingsvermogen en de concentratie de kansen van een kind op academisch succes: naast prestaties worden cijfers altijd gebaseerd op bepaald gedrag dat belangrijk wordt geacht voor de prestaties (bijvoorbeeld verbale deelname en snelheid bij het oplossen van oefeningen).

Creëer een gestructureerde omgeving voor kinderen met aandachtsstoornissen.

Bepaalde oefeningen kunnen op school of thuis worden uitgevoerd om jongeren te helpen hun aandachtsvaardigheden te verbeteren. Kinderen met hyperactief-impulsieve ADHD kunnen rusteloos zijn en moeite hebben om langdurig stil te zitten. Ze moeten vaak energie verbruiken. Voor sommige mensen wordt zelfbeheersing soms vrijwel onmogelijk zonder het vermogen om los te laten. Je moet hier rekening mee houden en ze regelmatig actief maken. De spanning die wordt gegenereerd als gevolg van de voortdurende controle van de agitatie zal dus lager zijn en gemakkelijker te beheersen. Deze jongeren hebben inderdaad een zeker evenwicht nodig tussen periodes waarin ze zichzelf moeten beheersen en kalm moeten blijven, en periodes waarin ze een beetje kunnen ontspannen.

Effectieve interventies om agitatie te verminderen brengen het energieverbruik en de motorische controle in evenwicht.

De selectie van de beste materialen is gebaseerd op een beoordeling van de moeilijkheden van het kind. Methoden om onoplettendheid te beperken Voor jongeren met onoplettende ADHD zijn interventies primair gericht op het verbeteren van de aandacht en vereisen vaak aandachtsverschuivingen. In feite is het volgen van aanwijzingen een grote karakterfout. Het veranderen van de omgeving en het geven van instructie is vaak nodig zodat jongeren kunnen leren en niet achterop raken. Bepaalde oefeningen kunnen op scholen worden beoefend om jongeren te helpen hun aandachtsvaardigheden te verbeteren. Voorbeelden van interventies die zijn ontworpen om onoplettendheid te verminderen en het luisteren en volgen van instructies te verbeteren. Zorg ervoor dat u de instructies begrijpt door hen te vragen te kijken, hun toon te veranderen, te klappen of hun vingers naar hun mond te brengen. Gebruik korte, duidelijke en nauwkeurige instructies. Vermijd het geven van meerdere instructies tegelijk. Gebruik visuele hulpmiddelen om u aan instructies te herinneren. Herhaal de instructies na 5 minuten. Gebruik leerlingen als voorbeeld. Vraag de leerlingen om de instructies te herhalen. Moedig de leerlingen aan om de vereiste taken in hun hoofd te visualiseren. Het gebruik van mentale beelden moet echter worden aangepast aan de leeftijd en intellectuele ontwikkeling van de jongere.

Kinderen hebben een veilige en verzorgende omgeving nodig om zich veilig te voelen en een gezonde hechting te ontwikkelen. Dit betekent het bieden van een fysiek veilige omgeving met geschikt speelgoed en uitrusting, en ervoor zorgen dat het kind te allen tijde onder toezicht staat. Het betekent ook het creëren van een emotioneel veilige omgeving waarin het kind zich geliefd, gewaardeerd en gerespecteerd voelt. Dit kan worden bereikt door hartelijk en aanhankelijk te zijn, passende grenzen te stellen en harde of bestraffende discipline te vermijden.

Adaptieve educatieve activiteiten en games

Versterk het leren met educatieve games. Het speelse aspect vergroot de interesse van kinderen die aan deze pathologie lijden. Ze zullen eerder extra moeite doen om langer gefocust te blijven. Gebruik een multisensorische aanpak, waarbij meerdere zintuigen worden gebruikt om jongeren aan te moedigen om te leren, zoals zicht, geluid, aanraking (manipulatieven) en beweging. Geef 's ochtends de moeilijkste vakken. Voor jonge mensen die medicijnen gebruiken, is het het beste om nieuwe concepten vroeg in de ochtend en na het verlaten van het werk te introduceren, wanneer de medicatie het meest effectief is, dat wil zeggen ongeveer 45 minuten na het eten van het avondeten. ■Jongeren moeten blijven zitten en beschikken over mobiliteitsalternatieven, individuele en groepsactiviteiten, evenals luister- en participatieactiviteiten. Daarom variëren we de intensiteit van de vereiste aandacht.

Maak gebruik van educatieve interventies en aanpassingen.

Deze diensten bieden aanvullende ondersteuning op het gebied van toezicht en kunnen effectieve opvoedingspraktijken bevorderen, met name door middel van advies om het algemene functioneren van het gezin te verbeteren. ■ Ouders kunnen ook hulp krijgen van deskundigen op het gebied van ADHD. Deze professionals kunnen ondersteuning bieden bij thuismonitoring en ouders begeleiden in de richting van opvoedingsstijlen die de ontwikkeling van hun kinderen bevorderen. Ouders zijn de eerste hulpverleners voor jongeren. Bovendien zijn zij de enigen die nooit van deze verplichting kunnen afzien. Daarom is het belangrijk dat ze verstandig met hun energie omgaan, zodat ze op elk moment kunnen ingrijpen. Om dit te doen, kunnen en moeten ze alle soorten steun zoeken, inclusief familie en vrienden, gemeenschapsorganisaties, scholen, CLSC's, professionals in de privépraktijk, enz. Zoals bij elk ander probleem zorgt het nieuws over een diagnose voor een bepaald rouwproces.

Mogelijke maatregelen zijn specifieke educatieve hulpmiddelen, preventieve logopedie en gerichte oefeningen voor de fijne en grove motoriek (motortherapie), evenals vele andere gespecialiseerde educatieve maatregelen. De ervaring heeft geleerd dat gerichte ondersteuning en regelmatige training veel van de problemen kunnen verminderen die kenmerkend zijn voor kinderen met ADHD-symptomen, zoals vergeetachtigheid, onzorgvuldige fouten of interferentie met het lesgeven in de klas. Zelfs nu geïndividualiseerd onderwijs de norm wordt, lijkt er onzekerheid te blijven bestaan over de manier waarop gedragsstoornissen zoals aandachtsproblemen, hyperactiviteit en impulsbeheersing bij kinderen op school moeten worden aangepakt. Uit een project dat de stad Zürich met verschillende scholen uitvoerde, bleek dat stressfactoren aanzienlijk variëren van school tot school en dat er vanuit het oogpunt van de leraar dus totaal verschillende behoeften zijn. Uit het bovenstaande volgt dat kennis van de symptomen van ADHD en het recht op hulp van elk kind niet noodzakelijkerwijs leidt tot een medische diagnose. In plaats daarvan is het passend om gedeelde verantwoordelijkheid te nemen voor uw kinderen en hun welzijn. Als gezondheidszorghulp toch parallel moet plaatsvinden, is de algemene regel dat het lijden, de schade en de risico's waarmee bij elke behandeling rekening moet worden gehouden, zwaarder moeten wegen dan de schadelijke gevolgen voor de gezondheid die worden veroorzaakt door het uitblijven van behandeling.

- Zorg voor onderwijs en training: geef belanghebbenden de kennis en vaardigheden die nodig zijn om risico's te identificeren en te beoordelen. Bied workshops of trainingen aan om hen in staat te stellen potentiële gevaren te identificeren en preventieve maatregelen te implementeren.

Betrek ouders en voogden bij het managementproces.

Het doel is om ouders te ondersteunen en hen te leren hoe ze technologie kunnen gebruiken om het toezicht op hun kinderen te vergemakkelijken. De interventie werd ook uitgevoerd in een schoolomgeving, waarbij leraren deelnamen aan trainingen op het gebied van gedragsvaardigheden en ondersteuning kregen in de vorm van bijeenkomsten en telefoongesprekken, en gespecialiseerde onderwijstechnici (TES) die een halve dag naar de klas kwamen om een versterkend effect te implementeren. systeem elke dag gedurende 12 weken. Daarnaast werd directe interventie bij kinderen uitgevoerd. De kinderen namen deel aan een zomerprogramma van acht weken, negen uur per dag, gericht op sociale vaardigheden, academische prestaties, gehoorzaamheid en zelfeffectiviteit. De vierde groep onderging een gecombineerde behandeling en kreeg dezelfde medicijnen als de tweede groep en een vergelijkbare psychosociale behandeling als de derde groep. De verkregen resultaten spreken voor zich. Medicijnen alleen en combinatietherapieën verminderen de primaire ADHD-symptomen meer dan psychosociale behandeling of gemeenschapsbehandeling alleen. Combinatietherapie is echter superieur aan de andere drie behandelingen wat betreft het verbeteren van het algehele functioneren van kinderen.

Samenvattend vereist het betrekken van belanghebbenden (ouders, leraren en bestuurders) doelbewuste inspanning, empathie en toewijding aan een gemeenschappelijk doel. Wanneer deze groepen effectief samenwerken, wordt de kleuterschoolervaring rijker en betekenisvoller, wat uiteindelijk ten goede komt aan de kinderen die er het hart van in zitten.

Training en ondersteuning helpen bij het ontwikkelen van de vaardigheden en het vertrouwen van ouders en gemeenschappen om deel te nemen en bij te dragen aan het partnerschap. Het Parent-Child Home Program (PCHP) biedt bijvoorbeeld huisbezoeken en educatief materiaal aan gezinnen met lage inkomens, traint lokale ouders en stelt ze in dienst als huisbezoekers om met anderen te communiceren en ondersteuning te bieden.

Praktische oefeningen om de concentratie te verbeteren en de impulsiviteit te verminderen

Lichaamsbeweging bevordert positief gedrag om concentratieproblemen op te lossen. Deze tool legt een aantal goede en slechte gedragingen uit die u kunnen helpen oplettender te zijn en geeft voorbeelden. Jongeren hebben dan de mogelijkheid om hun acties aan te vullen met de sprekers en kunnen hun vorm behouden als geheugensteuntje. Deze zoekoefening leert jongeren om een tijdje niet meer naar een doel te kijken, wat we door oefening zullen proberen te vergroten.

Cognitieve technieken

Gebruik cognitieve technieken om de aandachtsvaardigheden van jongeren te stimuleren. Zelfopnames en auditieve signalen kunnen voor jongeren interessante manieren zijn om zelf te herkennen of ze opletten of niet. Deze technieken dwingen hen om zich op dit aspect te concentreren (selectieve aandacht) en maken hen bewuster en dus beter in staat om te verbeteren. Zintuiglijke input ■ Speel achtergrondmuziek tijdens activiteiten die meer aandacht vereisen. Uit onderzoek blijkt dat sommige kinderen met ADHD mogelijk meer gestimuleerd worden en beter kunnen leren door middel van muziek. Er wordt zelfs verondersteld dat het ritme van rockmuziek de opwinding van het centrale zenuwstelsel verhoogt en de spanning en algehele agitatieniveaus kan verminderen. Gebruik muziek om afleiding te maskeren.

Afleidende werkomgevingen leiden vaak tot positieve resultaten.

Dit werk kan het kind ook helpen geschikte uitvoeringsmethoden en -technieken te vinden en zijn impulsen onder controle te houden. Cognitieve interventie heeft tot doel jongeren in staat te stellen hun gedrag te leren beheersen via een proces van zelfbeheersing, dat niet afhankelijk is van de buitenwereld , maar van hun eigen capaciteiten. Concreet kunnen deze zelfcontrolestrategieën de volgende vormen aannemen: Visuele of auditieve signalen uitgezonden met tussenpozen van 10 tot 90 seconden en bedoeld om de jongere weer aan het werk te krijgen. Door signalen te horen of te zien, kunnen jongeren zelf beseffen of ze gefocust of afgeleid zijn. ■ Zelfregistratie : als reactie op het signaal registreert de jongere periodiek op een vel papier of hij of zij gefocust is op de taak. Deze evaluatie heeft geen negatieve connotatie en heeft ook geen specifieke doelstelling. Zelfevaluatie: jongeren registreren en evalueren de nauwkeurigheid, effectiviteit en competentie van hun acties. ■ Zelflerend: Jongeren geven zichzelf mondelinge of schriftelijke instructies om hun werk beter te organiseren of hun gedrag te verbeteren.

Categorie	Managementstrategieën	Beschrijving
Onderwijs	Educatieve aanpassingen	- Extra tijd voor testen - Duidelijke en beknopte instructies - Splits taken in stappen
	Geïndividualiseerd onderwijs	- Individuele begeleiding - Gereduceerde werkgroepen
	Gebruik van onderwijstechnologieën	- Applicaties en software voor leren - Gebruik van visuele ondersteuning
Omgeving	Indeling van de werkruimte	- Creëer een rustige en georganiseerde werkruimte - Verminder visuele en auditieve afleidingen
	Gestructureerde routines	- Breng dagelijkse routines tot stand - Gebruik visuele schema's
	Visuele herinneringen gebruiken	- Bekijk takenlijsten en planningen

Gedrag	**Positieve bekrachtiging**	- Gebruik kleuren en symbolen voor herinneringen - Beloon passend gedrag - Gebruik punten- en beloningssystemen
	Gevolgenbeheer	- Pas onmiddellijke en proportionele consequenties toe - Zorg voor duidelijke en consistente regels
	Ontspanningstechnieken	- Aanleren van ademhalings- en meditatietechnieken - Moedig regelmatige pauzes aan om te ontspannen
Therapie en ondersteuning	**Gedragstherapie**	- Technieken voor het beheersen van ADHD-symptomen - Regelmatige sessies met een therapeut
	Steungroepen	- Neem deel aan steungroepen voor ouders en kinderen - Ervaringen en advies uitwisselen
	Persoonlijke begeleiding	- Gespecialiseerde coaching om organisatorische vaardigheden te ontwikkelen - Gepersonaliseerde tracking
gezondheid	**Gebalanceerd dieet**	- Stimuleer een gezond en uitgebalanceerd dieet

	Regelmatige fysieke activiteit	- Beperk suikerhoudende en bewerkte voedingsmiddelen - Integreer lichaamsbeweging in de dagelijkse routine - Stimuleer actieve sport en spel
	Slaapbeheer	- Zorg voor een vaste bedtijdroutine - Zorg voor een rustige en donkere slaapomgeving
Emoties en sociale relaties	**Ontwikkeling van sociale vaardigheden**	- Communicatie- en conflictoplossingsvaardigheden aanleren - Stimuleer positieve interacties
	Emotionele steun	- Zorg voor constante emotionele steun - Moedig de uiting van emoties en gevoelens aan
Beheer van tijd	**Plannen en organiseren**	- Gebruik agenda's en kalenders - Helpen bij het vaststellen van prioriteiten en tijdlijnen
	Hulpmiddelen voor tijdmanagement	- Gebruik timers en alarmen om de tijd te structureren - Verdeel taken in beheersbare perioden
Technologie	**Apps voor tijd- en taakbeheer**	- Gebruik apps om huiswerk en afspraken bij te houden - Automatische meldingen en herinneringen

Concentratiehulpsoftware	- Gebruik digitale hulpmiddelen om afleidingen te blokkeren - Meditatie- en ontspanningsapps

hoofdstuk 7

Managementstrategieën voor volwassenen met aandachtsstoornissen

Strategieën voor het beheersen van aandachtstekortstoornissen bij volwassenen. Lees meer over de uitdagingen waarmee volwassenen met een aandachtstekortstoornis worden geconfronteerd.

ADHD bij volwassenen is niet algemeen bekend, hoewel het vaak voorkomt. Dit is een klinische situatie die in de schaduw van controverse blijft. ADHD wordt beschouwd als een stoornis die op de lange termijn vooral kinderen en adolescenten treft, hoewel de impact ervan op volwassen leeftijd nog steeds merkbaar is, vaak aanzienlijk.

Aandachtstekortstoornis (ADHD) bij volwassenen met of zonder hyperactiviteit is een veel voorkomende neurologische ontwikkelingsstoornis die 2 tot 4% van de volwassen bevolking treft. Een eerste diagnose op volwassen leeftijd is typerend, hoewel ADHD zich meestal tijdens de kindertijd manifesteert, maar onopgemerkt of onbehandeld blijft. ADHD bij volwassenen gaat vaak hand in hand met een groot aantal andere stoornissen. Bovenaan de lijst staan angststoornissen, stemmingsstoornissen, persoonlijkheidsstoornissen, verslavend gedrag en stoornissen in het gebruik van middelen, waarbij slaapstoornissen een rol gaan spelen: het kan academisch of professioneel succes schaden en de sociale of familiale relaties onder druk zetten op de gevolgen die verband houden met comorbiditeiten. Hoewel de implicaties diep verankerd zijn in verschillende aspecten van iemands leven, berust de herkenning en behandeling van ADHD bij volwassenen op wankele fundamenten; omgeven door controverse als onderwerp dat zijn plaats onder de zon nog niet heeft gevonden.

Attention Deficit/Hyperactivity Disorder, kortweg ADHD. Het is een neurologische ontwikkelingsziekte die geen onderscheid maakt naar leeftijd: het treft zowel kinderen als volwassenen. Mensen met ADHD hebben moeite zich te concentreren en hun gedrag onder controle te houden; Deze aandoening maakt u te actief of geagiteerd. ADHD-symptomen kunnen uw dagelijks leven verstoren, of het nu op school of op het werk is, en zelfs uw relaties ondermijnen. Er bestaat geen magische remedie voor ADHD. Maar het beheersen ervan vereist afwisselende medicijnen, therapieën en veranderingen in levensstijl. Als er ook maar een zweem van twijfel bestaat over jou of een geliefde met ADHD, zoek dan professionele hulp zonder uitstelgedrag; Een nauwkeurige diagnose maakt de weg vrij voor een effectief behandelplan.

Hier zijn enkele strategieën voor gepersonaliseerd tijdmanagement.

Deadlines en werkdruk kunnen sterk worden beïnvloed door tijdmanagement en organisatie. Dit leidt tot herhaalde gemiste deadlines voor het indienen van projecten, waardoor individuen zich overbelast kunnen voelen, wat kan leiden tot meer stress en angst op hun werkplek als gevolg van deze vertragingen, evenals het gevoel niet in staat te zijn aan de werkvereisten te voldoen vanwege andere verantwoordelijkheden. Bovendien kunnen emotionele problemen leiden tot een onvermogen om kritiek of feedback te accepteren, waardoor iemand niet professioneel of persoonlijk kan groeien.

Er ontstaan vaak problemen wanneer iemand niet in staat is zijn activiteiten te plannen en prioriteiten te stellen; niet in staat om deadlines te halen en tijd effectief te beheren. Deze problemen kunnen ertoe leiden dat u zich voortdurend overweldigd voelt en dat routinetaken en langetermijnverplichtingen onhaalbaar lijken.

Vecht tegen uitstelgedrag (werk uitstellen tot later of op het laatste moment), omdat het frustratie en schuldgevoelens veroorzaakt. Dit gedrag kan echter geleidelijk worden veranderd door bepaalde strategieën toe te passen die verband houden met organisatie en planning, zoals een dagboek, takenlijsten of het gebruik van de Pomodoro-techniek . Om de concentratie en het werkresultaat aanzienlijk te verbeteren, moet u een gestructureerde omgeving creëren.

Bouw regelmaat op: Door een consistente routine te hebben, kunt u goede werkgewoonten ontwikkelen en uw productiviteit verbeteren. Dit kan inhouden dat u specifieke tijden van de dag markeert voor bepaald werk of dat u kleine pauzes neemt om te ontspannen en nieuwe energie op te doen.

Organiseer uw dagelijkse planning rond het tempo van uw werk: zoals het uitvoeren van taken die veel van uw aandacht vergen op momenten waarop u het meest efficiënt bent. Ontspan 's avonds of voer taken met een lage concentratie uit. Er is een standaardmethodiek voor het creëren van jouw dag.

De ideale omgeving, zowel in het persoonlijke leven als in de professionele sfeer, is essentieel om de symptomen onder controle te houden en de groei te bevorderen. Kleine aanpassingen, zoals het hebben van een opgeruimde werkruimte of het instellen van een routinematige plek voor dagelijkse activiteiten, kunnen een grote invloed hebben op uw focus en productiviteit.

Overweeg om technologie te gebruiken om u te helpen taken te organiseren. Gebruik organisatorische hulpmiddelen zoals digitale kalenders en mindmaps in uw routine. Ze kunnen ervoor zorgen dat u aan al uw verplichtingen kunt voldoen, terwijl u uw werklast onder controle kunt houden en deze effectiever kunt beheren. Een aantal volwassenen vindt dat deze strategieën hun vermogen om dagelijkse taken en verantwoordelijkheden te beheren aanzienlijk verbeteren, wat indicatoren zijn van ADHD (aandachtstekortstoornis met hyperactiviteit). Door symptomen met praktische technieken te bestrijden, hebben we een betere kans om ondanks ADHD aan de eisen van het leven te voldoen.

Het belang van het vinden van geschikte organisatorische hulpmiddelen om ADHD-symptomen onder controle te houden en de productiviteit te verbeteren valt niet te ontkennen. Als individu zul je wat vallen en opstaan moeten doen voordat je de beste tools vindt die voor jou werken, maar uiteindelijk kunnen, met vastberadenheid en ondersteuning, effectieve organisatiestrategieën worden ontwikkeld.

Ontwikkel effectieve communicatie- en samenwerkingstechnieken.

Een belangrijk aspect is het krijgen van hulp van een "partner" met wie u regelmatig gesprekken kunt voeren. Het zou u ook moeten kunnen helpen uw belangrijkste doelen te identificeren, uw pad te volgen om deze te bereiken en uw successen te vieren. Deze ondersteunende persoon die uw concentratie bevordert, is op de lange termijn ook een agent van verandering.

Snel handelen ondanks de nadelen: het verhoogt de kans op fouten, maakt concentratie lastig en leidt tot inefficiënte verwerking van informatie. Dit zijn enkele van de redenen waarom uw aantekeningen onvolledig kunnen zijn, om nog maar te zwijgen van het feit dat rommelig schrijven kan leiden tot spel- en grammaticafouten of zelfs tot het overslaan van wiskundestappen, aangezien tijdmanagement ook een probleem is. Hoewel beoordelingen een constante herinnering zijn aan uitstelgedrag en vergissingen die vertragingen (en soms verspilling) veroorzaken in uw apparatuur of werk... zouden deze situaties waarin haast daadwerkelijk verspilling veroorzaakt een eye-opener voor u moeten zijn. De map en de werkruimte komen qua organisatie niet overeen. Het lijkt erop dat ze niet goed functioneren, wat ertoe kan leiden dat anderen u als ongeorganiseerd, ongeïnteresseerd of zonder motivatie beschouwen.

Het is belangrijk op te merken dat deze strategieën dagelijks consequent moeten worden volgehouden, omdat stoppen vaak leidt tot het opnieuw optreden van problemen. Deze strategieën zijn geen curatieve, maar adaptieve strategieën die de persoon niet van ADHD verlossen, maar de ontwikkeling van zijn potentieel verbeteren door zijn capaciteit te vergroten.

Enkele effectieve strategieën die in de klas worden geïmplementeerd, zijn onder meer het vooraan plaatsen van de leerling met ADHD, dicht bij de leraar en omringd door minder storende leeftijdsgenoten. • Zorg ervoor dat instructies duidelijk en gemakkelijk te begrijpen zijn door ze regelmatig te herhalen; doorloop elke stap om het begrip te bevestigen voordat u met de taak begint. • Breng een subtiel signaal tot stand dat kan worden gebruikt om iemand opnieuw te betrekken als deze tijdens de missie van zijn koers afwijkt of de focus verliest. • Motiveer leerlingen die de neiging hebben om hun bezittingen (agenda, horloge, tas, computer indien nodig) op school te vergeten, kwijt te raken of te ordenen door groepering in een enkele aangewezen ruimte aan te moedigen - idealiter een compacte, gemakkelijk te gebruiken ruimte, een ergonomische tas .

Richtlijnen voor het navigeren door interpersoonlijke relaties

Om uw relaties te behouden, is het belangrijk dat u frustratie en woede leert beheersen, aangezien deze emoties schadelijk kunnen zijn. Begrijpen wanneer je een stap terug moet doen uit een situatie, wat tijd moet nemen of zelfs maar diep adem moet halen, zijn eenvoudige, maar effectleve manieren om conflicten te verminderen.

Het betrekken van professionals in de geestelijke gezondheidszorg, zoals therapeuten of hulpverleners, kan zeer nuttig zijn bij het overwinnen van relatieproblemen. Ze bieden strategieën voor goed communiceren, advies over het omgaan met symptomen, en kunnen ook een comfortabele omgeving bieden waarin u vrijelijk uw gevoelens en zorgen kunt delen.

Attention Deficit Hyperactivity Disorder kan relaties en het gezinsleven beïnvloeden, maar bevordert open communicatie, begrip en wederzijdse steun , die allemaal kunnen helpen deze essentiële verbindingen te verbeteren. Door uzelf uit te rusten met middelen zoals gezinstherapie en deel uit te maken van een steungroep, krijgt u hulpmiddelen om uw relaties thuis te versterken en de unieke uitdagingen aan te pakken waarmee u wordt geconfronteerd. Dit helpt op zijn beurt de dynamiek binnen uw gezin te navigeren en harmonieuze omgevingen te creëren. U moet deze middelen gebruiken voor het welzijn van uw gezin en voor uw eigen welzijn.

Categorie	Managementstrategieën	Beschrijving
Organisatie	**Gebruik van schema's en agenda's**	- Gebruik digitale of papieren kalenders - Plan dagelijkse en wekelijkse taken
	To-do-lijsten	- Maak dagelijkse to-do-lijsten en werk deze regelmatig bij - Prioriteit geven aan belangrijke taken
	Verdeling van taken	- Breek grote taken op in kleinere, beter beheersbare stappen
Werkomgeving	**Indeling van de werkruimte**	- Creëer een georganiseerde, afleidingsvrije werkruimte - Gebruik kluisjes en opbergdozen
	Afleidingen beheren	- Gebruik een koptelefoon met zachte muziek of witte ruis

		- Beperk de toegang tot sociale netwerken tijdens het werk
	Technieken voor timemanagement	- Gebruik timers voor werksessies (bijv. Pomodoro- techniek) - Neem regelmatig een pauze
Technologie	**Apps voor tijd- en taakbeheer**	- Gebruik apps om taken en afspraken te organiseren - Herinneringen en meldingen instellen
	Software voor het blokkeren van afleiding	- Gebruik software om de toegang tot afleidende websites tijdens werkuren te beperken
Gezondheid	**Gebalanceerd dieet**	- Zorg voor een gezond en uitgebalanceerd dieet - Vermijd overtollige suiker en cafeïne
	Regelmatige fysieke activiteit	- Integreer lichaamsbeweging in de dagelijkse routine - Oefen activiteiten zoals yoga of meditatie

	Slaapbeheer	- Zorg voor een vaste bedtijdroutine - Creëer een gunstige slaapomgeving (donkere, stille kamer)
Sociale relaties	**Open communicatie**	- Wees eerlijk tegen dierbaren over ADHD-uitdagingen - Gebruik assertieve communicatietechniek en
	Sociale steun	- Neem deel aan steungroepen voor volwassenen met ADHD - Onderhoud positieve en ondersteunende relaties
Emoties en stress	**Technieken voor stressbeheersing**	- Oefen ontspanningstechnieken zoals diepe ademhaling en meditatie - Plan ontspannende activiteiten
	Gedragstherapie	- Raadpleeg een therapeut die gespecialiseerd is in

		ADHD om managementstrategieën te leren
Professioneel leven	**Flexibiliteit op het werk**	- Bespreek mogelijke afspraken met de werkgever (flexibele uren, telewerken) - Gebruik projectmanagementtools
	Ontwikkeling van professionele vaardigheden	- Volg een training om de vaardigheden op het gebied van organisatie en tijdmanagement te verbeteren
Financiën	**Budgettering en kostenregistratie**	- Gebruik apps voor financieel beheer om uitgaven bij te houden en een budget te maken
	Inkoopplanning	- Maak boodschappenlijstjes en vermijd impulsieve aankopen
Zelfmanagement	**Ontwikkeling van routines**	- Breng dagelijkse routines tot stand voor huishoudelijke en persoonlijke taken

	- Gebruik herinneringen voor terugkerende taken
Coaching en ondersteuning	- Huur een coach in die gespecialiseerd is in ADHD om gepersonaliseerde strategieën te helpen ontwikkelen

Hoofdstuk 8

Therapeutische en medische benaderingen

Effectieve behandelingen en medische strategieën voor het omgaan met aandachtsstoornissen

Psychodynamische en humanistische benaderingen

De humanistische benadering benadrukt het belang van een therapeutische relatie gebaseerd op empathie en richt zich op wat er tijdens de therapie gebeurt in plaats van op gebeurtenissen uit het verleden. Therapeuten helpen patiënten hun ware persoonlijkheid, motivaties en verlangens te ontdekken. Therapie moedigt openheid aan, de patiënt is de expert en de therapeut bevordert groei, waardoor de patiënt een gevoel van eigenwaarde krijgt en op emotioneel niveau begrepen wordt. Door deze sessies kan de therapeut een diepgaand inzicht krijgen in het perspectief van de patiënt.

Psychische problemen ontstaan wanneer mensen obstakels tegenkomen in hun persoonlijke groei en succes. Het concept achter de humanistische benadering is dat mensen een vrije wil hebben om te handelen en te zijn wie ze willen zijn, maar dit kan hun zelfbeeld beïnvloeden wanneer ze proberen aan de verwachtingen van anderen te voldoen. Er ontstaan onzekerheden en ze verwaarlozen hun capaciteiten, wat leidt tot grillig gedrag. Dit gebeurt bijvoorbeeld wanneer een kind voorwaardelijke positieve aandacht krijgt van een ouder; in dit opzicht is de lof en goedkeuring van anderen voorwaardelijk. Het kan zijn dat hij opgroeit en voortdurend de goedkeuring van anderen zoekt.

Gedragstherapie om aandachtsstoornissen te beheersen.

Naast farmacologische interventies spelen gedrags- en psychosociale therapieën een belangrijke rol bij de algehele behandeling van ADHD (aandachtstekortstoornis met hyperactiviteit). Ze vertrouwen op begrip, empathie en positieve bekrachtiging om een omgeving te creëren die bevorderlijk is voor het leren en verbeteren van sociale en gedragsmatige vaardigheden.

De behandeling van ADHD bestaat in de eerste plaats uit het bieden van psychotherapeutische zorg aan het kind, maar ook aan de ouders, die vaak uitgeput en ontdaan zijn door hun eigen gedrag. In de ernstigste gevallen kan medicatie worden overwogen, maar alleen bij kinderen ouder dan 6 jaar en als aanvulling op psychotherapie. Deze medicijnen zijn gereserveerd voor situaties waarin het gezins- en schoolleven ernstig wordt ontwricht.

Deze therapie combineert twee psychologische perspectieven bij de behandeling van de ziekte: cognitief en gedragsmatig. Therapeuten proberen patiënten te helpen hun denken en gedrag te veranderen door cognitieve vervormingen en problematische cognities te onderzoeken. Het cognitieve aspect omvat een groter bewustzijn van ongezonde denkpatronen en de ontwikkeling van positievere denkpatronen. Het gedragsaspect omvat het aanleren van coping-gedrag en gezonde reacties op uitdagingen. Toepassingen van cognitieve gedragstherapie (CGT) zijn onder meer middelenmisbruik, bipolaire stoornis, posttraumatische stressstoornis en eetstoornissen.

Medische behandelingen en medicijnen

De keuze tussen medicatie en CGT hangt af van persoonlijke voorkeuren, behoeften en omstandigheden. Medicatie wordt vaak aanbevolen voor ernstige symptomen die het dagelijks functioneren verstoren, terwijl CGT de voorkeur kan hebben voor mensen die op zoek zijn naar een niet-medicamenteuze aanpak of die praktische vaardigheden willen leren om met symptomen om te gaan. In veel gevallen werkt een combinatie van medicatie en cognitieve gedragstherapie het beste, omdat het onmiddellijke verlichting van de symptomen biedt en tegelijkertijd vaardigheden op de lange termijn opbouwt. We zullen beide modi in meer detail bekijken.

Behandeling voor ADHD omvat een combinatie van medicijnen, gedragstherapie en veranderingen in levensstijl. Stimulerende medicijnen zoals methylfenidaat en amfetaminen worden vaak gebruikt om de concentratie en impulscontrole te verbeteren. Er zijn ook niet-stimulerende opties beschikbaar voor degenen die last hebben van stimulerende bijwerkingen. Gedragstherapieën zoals cognitieve gedragstherapie (CGT) en mindfulness- oefeningen vullen medicijnen aan door de copingvaardigheden te verbeteren. Samen zijn deze benaderingen erop gericht het dagelijks functioneren en de kwaliteit van leven van mensen met ADHD te verbeteren.

De meest voorkomende medicijnen die worden gebruikt om ADHD te behandelen, zoals methylfenidaat (Ritalin) en amfetaminen (Adderall), werken door de niveaus van hersenchemicaliën zoals dopamine te verhogen, wat de concentratie helpt verbeteren en impulsiviteit en hyperactiviteit vermindert.

Alternatieve behandelingen en managementstrategieën voor aandachtsstoornissen.

Het onderzoeken van alternatieve en complementaire benaderingen zou het scala aan behandelingen voor ADHD (aandachtstekortstoornis met hyperactiviteit) bij kinderen kunnen verrijken. Deze benaderingen worden vaak geïntegreerd in een breder behandelplan dat zich naast de traditionele behandelingen ook richt op de algehele gezondheid van het kind.

Strattera : Zeer langwerkende medicatie (24 uur). Het is minder effectief in het verbeteren van de concentratie dan stimulerende middelen, maar het heeft ook het voordeel dat het angstgevoelens behandelt. Moeilijker toe te dienen dan stimulerende middelen, omdat de effecten ervan pas 2 tot 4 weken zichtbaar zijn en het stoppen ervan een geleidelijke dosisverlaging over meerdere weken vereist.

Als u ADHD (aandachtstekortstoornis met hyperactiviteit) heeft, kan medicatie deel uitmaken van uw behandelplan als uw symptomen u ervan weerhouden dagelijkse taken zoals school, werk en relaties uit te voeren. Uw arts kan medicijnen aanbevelen nadat u andere opties heeft geprobeerd, zoals behandeling en veranderingen in levensstijl, vooral als deze methoden niet voldoende verlichting bieden. Het doel is om u te helpen uw symptomen beter onder controle te houden, zodat u meer controle krijgt en u zich kunt concentreren op wat voor u het belangrijkst is.

Het belang van levensstijlveranderingen bij de behandeling van aandachtsstoornissen.

Aanpassingen in de levensstijl om ADHD te beheersen omvatten het aanleren van gestructureerde gewoonten en het deelnemen aan regelmatige lichamelijke activiteit. Voedingsaanpassingen en mindfulness-oefeningen spelen ook een belangrijke rol bij het beheersen van de symptomen.

Het opzetten van een consistente dagelijkse routine is cruciaal bij de behandeling van ADHD. Dit helpt vergeetachtigheid te verminderen en de concentratie te verbeteren. Het gebruik van hulpmiddelen zoals kalenders of digitale apps kan de vaardigheden op het gebied van tijdmanagement verbeteren, en het organiseren van uw dag kan uw leven overzichtelijker maken en de stress die gepaard gaat met ADHD verminderen. Gestructureerde dagelijkse activiteiten en een georganiseerde omgeving kunnen ADHD-symptomen aanzienlijk verlichten en dagelijkse taken beter beheersbaar maken.

Het is heel gemakkelijk om levensstijlgewoonten te accepteren en eraan aan te passen. Aanpassingen moeten dagelijks worden doorgevoerd, omdat ADHD chronisch is. Bij het dragen van een bril gaat het er niet alleen om dat u weet waar hij zich bevindt, u moet er ook voor zorgen dat u hem draagt. Het opzetten en onderhouden van routines en aanpassingen is een dagelijkse uitdaging. Mensen met ADHD hebben meer kans dan de algemene bevolking om moeite te hebben met het starten van een taak, maar ze hebben ook moeite met het volhouden van de mentale inspanning die nodig is om taken te voltooien. Dit kan leraren en de mensen om hen heen in verwarring brengen en de indruk wekken dat ze geen motivatie of interesse hebben.

Categorie	Benadering	Beschrijving
Gedragstherapie	**Cognitieve gedragstherapie (CGT)**	- Helpt negatieve denkpatronen te veranderen - Leert technieken voor emotie- en gedragsmanagement - Gebruikt voor volwassenen en kinderen
	Cognitieve hersteltherapie	- Verbetert executieve functies zoals werkgeheugen en aandacht - Maakt gebruik van cognitieve oefeningen en spelletjes
	Gedragsinterventies in schoolomgevingen	- Strategieën die door leraren zijn ingevoerd om gedrag te beheersen - Belonings- en positieve bekrachtigingssystemen
	Sociale vaardigheidstraining	- Geeft sociale en communicatieve vaardigheden aan - Maakt gebruik van rollenspellen en groepsactiviteiten
Familietherapie	**Systemische gezinstherapie**	- Helpt gezinnen ADHD te begrijpen en te beheren - Verbetert de communicatie en gezinsdynamiek
	Familiepsycho-educatie	- Gezinnen informeren over ADHD en de gevolgen ervan - Biedt management- en ondersteuningsstrategieën
	Supplementen en Diëtetiek	- Omega-3, zink, ijzer, magnesium

Alternatieve therapie		- Sommige onderzoeken tonen mogelijke voordelen voor symptoombeheersing aan
	Neurofeedback	- Traint de hersenen om de hersengolven die verband houden met concentratie te verbeteren - Maakt gebruik van feedbackapparaten
	Voedingstherapieën	- Dieetbeoordelingen en -aanpassingen - Eliminatie van bepaalde voedingsmiddelen die de symptomen kunnen verergeren
	Meditatie en mindfulness	- Mindfulnesstechnieken om de concentratie te verbeteren en stress te verminderen - Maakt gebruik van meditatie en ademhalingsoefeningen
Educatieve ondersteuning	**Vroegtijdige interventie en gespecialiseerd onderwijs**	- Geïndividualiseerde onderwijsplannen (IEP's) voor kinderen - Schoolaanpassingen om aan specifieke behoeften te voldoen
	Coachingsprogramma's voor volwassenen	- Helpt bij het ontwikkelen van organisatorische en tijdmanagementvaardigheden - Biedt persoonlijke ondersteuning en praktische strategieën
Ergotherapie	**Ergotherapie**	- Helpt bij het verbeteren van de dagelijkse levensvaardigheden en onafhankelijkheid

Technologie en toepassingen	**ADHD-beheerapps**	- Gebruikt therapeutische activiteiten om functionele vaardigheden te versterken - Mobiele apps voor het beheren van taken, herinneringen en routines - Digitale hulpmiddelen ter ondersteuning van organisatie en concentratie

Hoofdstuk 9

Creëer een gunstige omgeving

Creëer een ondersteunende omgeving voor mensen met aandachtsstoornissen

Organiseer de werkplek zo dat afleidingen tot een minimum worden beperkt

Het is essentieel om visuele afleidingen te elimineren. Ze verstoren de aandacht en ontnemen medewerkers daardoor hun eigen visuele privacy, wat uiteindelijk hun concentratieniveau schaadt. Het idee achter dit concept is ervoor te zorgen dat elke medewerker zich prettig voelt op zijn werkplek en vrij is van enige vorm van afleiding tijdens de werksessie. Een geschikte visuele omgeving kan de productiviteit aanzienlijk helpen verbeteren, vooral voor werknemers die gemakkelijk afgeleid kunnen raken.

Het stemscherm is een visueel afleidingsvrij hulpmiddel waarmee jongeren gedurende langere tijd gefocust kunnen blijven op hun taken. Er zijn verschillende manieren om hem te helpen zich op zijn huiswerk te concentreren; verplaats het kind weg van de deur en het raam, zet hem tussen rustige leerlingen en maak zijn werkruimte vrij van onnodige voorwerpen. Dring aan op aandacht door hem tijdens werktijd te belonen om hem te motiveren. Gebruik pictogrammen (stoppen, kijken, luisteren) als aanwijzingen voor hoe ontvankelijk kinderen moeten zijn tijdens uitleg. Zachte melodieën kunnen krachtig zijn in het voeden van een gevoel van rust, waarbij individuen zachtjes in de richting van vredige wateren worden geduwd terwijl ze verschillende activiteiten of perioden ondernemen. ∎ Bevorder een omgeving die bevorderlijk is voor kalmte door het gebruik van een draagbare muziekspeler toe te staan tijdens persoonlijk werk, zoals huiswerk.

Strategieën voor een geschikte schoolomgeving: onderneem eenvoudige acties die je concentratie bevorderen tijdens de studieuren.

Houd er rekening mee dat het ontwikkelen van een verzorgende omgeving niet universeel is. Dit vereist voortdurende introspectie, aanpassing en samenwerking tussen docenten, studenten en de omgeving. Wanneer we ons richten op welzijn en constructieve verbindingen cultiveren, maken we de weg vrij voor waardevolle educatieve ervaringen.

In een bemoedigende omgeving bloeit effectief onderwijs; het omvat de fysieke, emotionele en sociale dimensies die rechtstreeks van invloed zijn op leerlingen, leerkrachten en de gehele onderwijscontext. Laten we nu op verschillende manieren naar dit veelzijdige concept kijken:

■ Academische prestaties op peil ■ Integreren in de dynamiek van peergroups, maar onder het toeziend oog van het personeel om een veilige omgeving te garanderen ■ De kwaliteit van relaties met leraren, inclusief hoe de communicatie tussen leraren, leraren en ouders wordt beheerd ■ Creëer een gevoel van verbondenheid binnen de schoolgemeenschap en erken de inspanningen van leerlingen. ■ Determinanten van financiële hulp: voor gezinnen die om verschillende redenen ondersteuning nodig hebben. Interventies waarbij kinderen betrokken zijn, vinden wekelijks plaats en richten zich op sociale vaardigheden, zelfbeheersing en conflictoplossing, hetzij door groepsactiviteiten of individuele sessies; Mensen die een behandeling ondergaan, hebben ook baat bij regelmatige medische controles. Ouders worden niet buitengesloten: groepsbijeenkomsten helpen hen hun opvoedingsvaardigheden te ontwikkelen terwijl ze worden geïnformeerd over het probleem, en individuele ondersteuning wordt geboden naast crisisinterventie.

Interventies van leraren: Leraren krijgen ondersteuning op het gebied van leer- en gedragsmanagement, inclusief training over het implementeren van zelfregulatie- en conflictoplossingsstrategieën in de klasomgeving. Leraren worden ook aangemoedigd om samen te werken om problemen op het gebied van gedragsbeheer aan te pakken, terwijl ze zoeken naar benaderingen die de aandacht en zelfdiscipline van studenten verbeteren. ADHD-preventie is divers en kan aan verschillende behoeften voldoen.

Informeer anderen over aandachtsstoornissen.

Naast de hierboven genoemde zijn er nog andere cognitieve stoornissen. Ze kunnen zeer psychopathologisch zijn, vooral bij jonge mensen, wanneer ze optreden als symptoom van een aandachtstekortstoornis; andere factoren kunnen cerebrovasculaire problemen of degeneratieve ziekten zoals de ziekte van Alzheimer zijn. Houd ook rekening met het gebruik van medicijnen zoals antihistaminica of specifieke behandelingen tegen verkoudheid en anxiolytica of neuroleptica.

Neem deel aan oefeningen die de concentratie en aandacht verbeteren, bijvoorbeeld door het kind een taak toe te wijzen die zijn volledige concentratie vereist, zoals lezen of een andere activiteit waarbij het moeilijk is geconcentreerd te blijven. Begin met een korte taak en geef aan hoe lang het duurt om deze te voltooien; Wanneer het kind afdwaalt van de taak, pauzeer dan de tijd totdat hij of zij verdergaat. De uiteindelijke timing weerspiegelt de daadwerkelijke tijd die in de taak zelf is geïnvesteerd; Op dezelfde manier kan het evalueren van correcties die in het werk zijn aangebracht of vragen die na het lezen zijn gesteld, een indicator van succes zijn. Stel doelen tijdens taken om het niveau van uitdaging en motivatie te verhogen . Een groot aantal jongeren met tekortstoornissen heeft te maken met organisatorische problemen. Deze uitdagingen manifesteren zich zowel cognitief als ecologisch in hun omgeving.

Mensen met de diagnose ADHD (Attention Deficit Hyperactivity Disorder) hebben vaak moeite om gefocust te blijven omdat ze snel afgeleid zijn, waardoor het moeilijk wordt om taken uit te voeren. Er zijn echter strategieën die in de omgeving kunnen worden toegepast en die deze afleidingen aanzienlijk kunnen verminderen en het vermogen van volwassenen om gefocust te blijven bij het uitvoeren van taken verbeteren. Deze omvatten het gebruik van visuele aanwijzingen en aantekeningen als herinneringen aan komende activiteiten of deadlines; maak ook aantekeningen voor elke stap van een taak, zodat u bij een onderbreking het overzicht niet verliest. Het is ook noodzakelijk om duidelijke prioriteiten en deadlines te stellen voor dagelijkse taken; om tijdverspilling aan minder belangrijke taken te minimaliseren als u niet alle taken op één dag kunt voltooien. Het gebruik van deze technicken helpt bij het voltooien van taken en het verbeteren van de kwaliteit van het dagelijks leven en de geestelijke gezondheid van volwassenen met ADHD.

Een omgeving bevorderen die positiviteit en inclusiviteit bevordert.

Het creëren van een omgeving waarin iedereen zich op zijn gemak voelt om zijn ideeën en perspectieven te delen, is essentieel voor het bereiken van inclusiviteit. Iedereen moet worden aangemoedigd om deel te nemen aan vergaderingen; dit vereist het creëren van veilige ruimtes voor open en vrije discussies. Het is belangrijk dat we de diversiteit van meningen en ervaringen waarderen en de samenwerking bevorderen tussen teamleden die worden aangemoedigd om samen te werken aan gemeenschappelijke doelen. Open communicatie en transparantie spelen daarom een belangrijke rol bij het waarborgen van vertrouwen en wederzijds respect binnen het team, waardoor een klimaat wordt gecreëerd waarin deze aspecten gedijen.

Het creëren van een ondersteunende omgeving is eigenlijk een dubbele taak. In de eerste plaats gaat het om de doelbewuste handeling van het bevorderen van een inclusieve sfeer waarin alle leerlingen worden gewaardeerd. Dit kan worden gedaan door respect en empathie onder leerlingen te bevorderen en door open communicatie tussen leerlingen en docenten te bevorderen.

Samenvattend: wanneer mensen zich erkend, begrepen en gerespecteerd voelen vanwege hun waarde, dragen ze actief bij aan wat kan worden omschreven als een bloeiende 'gezondheidsgemeenschap'. Het idee om dergelijke ruimtes te creëren voor de ontwikkeling van iedereen wordt dus verdedigd met een vaste vastberadenheid om het tot het einde toe vol te houden.

Om een werkomgeving te creëren die inclusief en vriendelijk is voor iedereen, is de eerste stap het identificeren van taalstoornissen. De tweede is het ontkrachten van de mythen en het betuigen van onze volledige steun aan degenen die aan deze aandoeningen lijden. Door verschillende communicatiestijlen te hanteren, zijn organisaties in staat de verborgen talenten en capaciteiten van elke medewerker te benutten. Dit helpt bij het ontwikkelen van een creatievere en innovatievere plek waar iedereen kan werken.

Om een algemene sfeer op de werkplek te creëren, kunnen enkele voorbereidende acties worden ondernomen. Het opleiden van personeel over diversiteit en inclusiviteit zou bovenaan de lijst kunnen staan. Waarom organiseren we geen trainingsprogramma's over onbewuste vooroordelen of discriminatie ? Het is een verrijkende ervaring die ervoor zorgt dat iedereen zijn of haar rol begrijpt en openheid en respect voor ieders uniekheid bevordert. Een dergelijke training zou gemakkelijk kunnen worden geïntegreerd in het onboardingproces voor nieuwe medewerkers, waardoor vanaf het begin een duidelijke boodschap wordt afgegeven dat van elk lid wordt verwacht dat hij inclusie in de bedrijfscultuur verankert.

Tips voor een betere relatie met uw gezinsleden:

Door rustige hoekjes in huis te creëren, kunnen kinderen ontsnappen en hun gevoelens kalmeren als ze overbelast zijn. Eén manier om deze strategieën regelmatig en met gevoel te benaderen: zorgverleners die kinderen met autisme helpen, leren essentiële vaardigheden te ontwikkelen om hun emoties onder controle te houden en met meer gemak en veerkracht door moeilijke situaties te navigeren.

Laat de stoornis van uw kind niet de hele gezinsdynamiek dicteren. Vermijd het aandringen op volledige stilte in huis terwijl hij zijn huiswerk maakt en belet hem niet om sociaal uit te gaan, zoals naar een restaurant gaan of vrienden bezoeken. Het is net zo belangrijk ervoor te zorgen dat uw andere kinderen niet worden verwaarloosd als hun eigen behoeften van levensbelang zijn . Overmatige aandacht voor een kind vanwege zijn/haar stoornis kan een gevoel van almacht bij het kind met ADHD aanwakkeren en bijdragen aan gevoelens van isolatie bij anderen.

Het creëren van regelmaat en het respecteren ervan kan een gevoel van stabiliteit bij de partner teweegbrengen; dit zal je na verloop van tijd helpen voorkomen dat je tot in je kern trilt door onverwachte spanningen. Onthoud dit voor jezelf; laat de kinderen doorgaan met hun routine en vraag hoe u ze kunt ondersteunen.

Categorie	*Strategieën*	*Beschrijving*
Onderwijs	**Lerarenopleiding**	- Train leraren in ADHD-managementstrategieën
	Geïndividualiseerde onderwijsplannen (IEP's)	- Ontwikkel gepersonaliseerde plannen om aan de onderwijsbehoeften van studenten te voldoen
	Gebruik van visuele ondersteuning	- Toon schema's, takenlijsten en visuele instructies in de klas
Werkomgeving	**Indeling van de werkruimte**	- Creëer een rustige, afleidingsvrije werkruimte
	Ontwikkeling van gestructureerde routines	- Breng dagelijkse routines tot stand om de organisatie te verbeteren

	Hulpmiddelen voor tijdmanagement	- Gebruik timers, alarmen en kalenders om de tijd te structureren
huis	Een rustige ruimte creëren voor huiswerk	- Creëer een rustige en georganiseerde plek voor schooltaken en huiswerk
	Consistente gezinsroutines	- Stel regelmatige schema's op voor maaltijden, bedtijd en gezinsactiviteiten
	Het gebruik van checklists	- Gebruik lijsten om huishoudelijke taken en verantwoordelijkheden bij te houden
Gezondheid	Gebalanceerd dieet	- Zorg voor een gezond en uitgebalanceerd dieet
	Regelmatige lichaamsbeweging	- Integreer fysieke activiteiten in de dagelijkse routine
	Slaapbeheer	- Zorg voor een regelmatige bedtijdroutine en een omgeving die bevorderlijk is voor de slaap
Technologie	Apps voor taak- en tijdbeheer	- Gebruik mobiele apps om taken en herinneringen te organiseren

	Software voor het blokkeren van afleiding	- Gebruik software om de toegang tot afleidende websites tijdens het werk te beperken
Sociale en emotionele ondersteuning	**Steungroepen**	- Neem deel aan steungroepen om ervaringen en strategieën uit te wisselen
	Therapie en counseling	- Raadpleeg therapeuten voor emotionele steun en symptoombeheersingstechnieken
Schoolomgeving	**Aanpassingen in de klas**	- Zorg voor extra testtijd en regelmatige pauzes
	Het stimuleren van actieve deelname	- Stimuleer studenten om vragen te stellen en actief deel te nemen aan discussies
	Positieve bekrachtiging	- Gebruik beloningssystemen om positief gedrag aan te moedigen
Professioneel leven	**Regeling van werktijden**	- Bespreek met de werkgever de mogelijkheden van flexibele uren of telewerken

	Projectmanagementtools gebruiken	- Gebruik digitale hulpmiddelen om projecten en professionele taken te organiseren
Zelfmanagement	**Persoonlijke begeleiding**	- Huur een coach in die gespecialiseerd is in ADHD-management om gepersonaliseerde strategieën te helpen ontwikkelen
	Ontwikkeling van organisatorische vaardigheden	- Volg een training om de vaardigheden op het gebied van organisatie en tijdmanagement te verbeteren
Hulptechnologieën	**Gebruik van hulpmiddelen voor ondersteunende technologie**	- Gebruik software en apparaten om concentratie en organisatie te ondersteunen

Hoofdstuk 10

Hulpbronnen en ondersteuning

Houd er rekening mee dat de behoeften van elke persoon uniek zijn en dat de aangeboden ondersteunende diensten kunnen variëren van universiteit tot universiteit, maar over het algemeen zal de ondersteuning plaatsvinden via online platforms voor nieuwe leerlingen. Een effectieve coördinatie van deze diensten is afhankelijk van open communicatie en een proactieve houding om deze behoeften te identificeren en erop te reageren: de essentiële aandachtspunten.

Sms-berichten, e-mails, internet of elektronische spelletjes kunnen u afleiden (net als sociale netwerken). Er zijn verschillende manieren om met deze afleidingen om te gaan: toon een schema van uw beschikbaarheid, zodat uw collega's weten wanneer ze u niet mogen storen; maak een takenlijst op basis van prioriteiten en bekijk deze dagelijks, waarbij u herinneringsmemo's op zichtbare plaatsen plaatst; houd relevante items bij elkaar en gemakkelijk toegankelijk volgens het OHIO-principe (Only Handle It Once) voor papierwerk. Dit betekent dat u alle stapels 'nog te doen' of 'in te dienen' moet elimineren en elk document slechts één keer hoeft te behandelen. Dit omvat het openen van de post wanneer u klaar bent om deze te sorteren, het onmiddellijk opvolgen van eventuele noodzakelijke acties (zoals het betalen van rekeningen) en het vervolgens onmiddellijk archiveren van de documenten. Organiseer het papierwerk, sorteer bruikbare documenten van de documenten die op actie wachten en voorkom dat u meer dan twee laden/stapels tegelijk heeft nadat u de juiste vervolgacties heeft gestart. Impulsieve aankopen doen of niet onthouden wanneer uw rekeningen betaald moeten worden, zal nooit in uw voordeel werken. Een slecht beheer van uw financiën kan schadelijke gevolgen hebben op persoonlijk vlak, maar ook binnen relaties, vooral als koppel. Neem de controle over uw uitgaven: maak een budgetplan en zorg ervoor dat u zich hier strikt aan houdt (overweeg het gebruik van software voor budgetbeheer). Het is belangrijk om te onthouden wie geld uitgeeft of spaart, openlijk te communiceren over financiële zaken en samen te werken aan gemeenschappelijke doelen.

Er zijn entiteiten gespecialiseerd in aandachtsstoornissen en soortgelijke groepen.

Studenten die lijden aan een aandachtstekortstoornis komen vaak obstakels tegen die hun academische vooruitgang belemmeren, zoals moeite met concentreren gedurende langere tijd of het effectief organiseren van taken. Om deze uitdagingen het hoofd te bieden zijn onderwijsaanpassingen noodzakelijk. Het aanpassen van het curriculum dat aansluit bij de individuele sterke punten en interesses kan bijvoorbeeld de betrokkenheid van studenten aanzienlijk verbeteren en tot academisch succes leiden.

Het moet worden ontwikkeld voor mensen met ADD/ADHD (aandachtstekortstoornis met hyperactiviteit) en volwassenen die daaraan lijden, maar ook voor hun families, werkgevers en zorgverleners. Het is een bevrijder van de angst, schaamte en stigma die gepaard gaan met deze aandoening, die grotendeels verkeerd wordt opgevat en vaak verkeerd wordt gediagnosticeerd. Met behulp van educatie, humor en sociale verbinding creëert het een omgeving waarin individuen de tools en ondersteuning krijgen om een leven te leiden waar ze van houden.

Ontworpen voor volwassenen die lijden aan ADHD (Attention Deficit Hyperactivity Disorder) en de mensen om hen heen (familie, werkgevers, gezondheidswerkers, enz.), bevrijdt dit apparaat u van angst, schaamte en stigma die gepaard gaan met deze vaak verkeerd geïnterpreteerde ziekte.

Hoe vindt u een gespecialiseerde therapeut of counselor?

Als ADHD wordt vastgesteld, is het van essentieel belang dat u een beroepsbeoefenaar in de gezondheidszorg raadpleegt, die u kan adviseren over de verschillende behandelingsopties die het meest geschikt zijn voor uw specifieke situatie. De truc is om een aanpak te ontdekken die primair gericht is op het voldoen aan de behoeften van u of uw kind, waardoor u de symptomen onder controle kunt krijgen en toch een productief leven kunt leiden door aandacht te besteden aan andere aspecten, zoals het vinden van tevredenheid en evenwicht.

Zoek professionele hulp. Als werk nog steeds ongrijpbaar is en je vastzit op een punt waar geen goede werkstrategie je eruit kan krijgen, overweeg dan om professionele hulp te zoeken. Een therapeut of coach die ervaring heeft met het werken met mensen met ADHD kan aanvullende technieken en ondersteuning bieden waarmee u uw symptomen onder controle kunt houden en uw productiviteit kunt verbeteren.

Vergeet niet dat u zich op hetzelfde niveau als hen bevindt, en niet boven hen in een ouderlijke rol. Als uw dierbare geen juiste diagnose heeft gekregen en geen deskundigen op het gebied van de geestelijke gezondheidszorg bezoekt, overweeg dan om hem of haar een goede diagnose te laten stellen. Neem echter eerder een ondersteunende dan een autoritaire houding aan; Dit kan inhouden dat zij worden ondersteund door verwijzing naar gespecialiseerde ADHD-klinieken of dat zij worden aangemoedigd een passende behandeling, zoals counseling, te zoeken. Het partnerschap moet er een zijn van gelijken, zonder dat u al hun acties in de gaten hoeft te houden – het is tenslotte een relatie van gelijken en uw positie is niet die van een toezichthoudende agent.

30 dagen programma

Dag	Objectief	Activiteiten
1	**Initiële beoordeling**	- Voer een zelfevaluatie van de symptomen uit. - Stel persoonlijke doelen voor de 30 dagen
2	**Organisatie van de ruimte**	- Creëer een rustige en georganiseerde werkruimte - Elimineer onnodige afleiding
3	**Tijdplanning**	kalender- of tijdmanagement-app. - Plan de komende week
4	**Dagelijkse routines**	- Creëer een ochtend- en avondroutine - Maak dagelijkse to-do-lijsten
5	**Ontspanningstechnieken**	- Leer diepe ademhalings- en meditatietechnieken
6	**Gebalanceerd dieet**	- Controleer uw dieet en plan gezonde maaltijden voor de week

7	**Fysieke activiteit**	- Integreer 30 minuten lichaamsbeweging in de dagelijkse routine
8	**Slaapbeheer**	Zorg voor een regelmatige bedtijdroutine . - Creëer een omgeving die bevorderlijk is voor slaap
9	**Gebruik van technologie**	apps voor tijd- en taakbeheer . - Stel herinneringen en meldingen in
10	**Opleiding voor docenten/ouders**	- Deel educatieve bronnen voor ADHD met leraren of familieleden
11	**Gedragstherapie**	- Leer cognitieve gedragstherapie (CGT) technieken
12	**Ontwikkeling van sociale vaardigheden**	- Neem deel aan sociale activiteiten of steungroepen
13	**Technieken voor stressbeheersing**	- Oefen stressmanagementtechnieken zoals yoga of meditatie
14	**Schoolinterventies**	- Bespreek onderwijsaanpassingen

		met docenten (indien van toepassing)
15	**Positieve bekrachtiging**	- Zet een beloningssysteem op om positief gedrag aan te moedigen
16	**Gebruik van visuele ondersteuning**	- Maak visuele schema's en takenlijsten
17	**Open communicatie**	- Oefen assertieve communicatietechnieken
18	**Flexibiliteit op het werk**	- Bespreek mogelijke aanpassingen met de werkgever
19	**Tijdmanagement-apps**	- Gebruik mobiele apps om taken en herinneringen te organiseren
20	**Budgettering en kostenregistratie**	- Gebruik apps voor financieel beheer om uitgaven bij te houden en een budget te maken
21	**Fysieke activiteit**	- Probeer een nieuw soort fysieke oefening om de routine te variëren
22	**Emoties beheren**	- Leer technieken om intense emoties te beheersen

23	**Familie therapie**	- Organiseer een gezinstherapiesessie om de communicatie en gezinsdynamiek te verbeteren
24	**Mindfulness-technieken**	- Oefen mindfulness om de concentratie te verbeteren en stress te verminderen
25	**Strategieën voor het beheren van complexe taken**	- Leer grote taken op te delen in kleinere, beter beheersbare stappen
26	**Plannen en organiseren**	- Beoordeel het plan voor de week en pas het aan op basis van de geboekte vooruitgang
27	**Afleidingsvrije omgeving**	- Identificeer en elimineer afleidingen in de dagelijkse omgeving
28	**Het bijhouden van de voortgang**	- Evalueer de voortgang die gedurende de eerste 28 dagen is geboekt
29	**Strategieën aanpassen**	- Pas strategieën aan op basis van evaluatieresultaten
30	**Lange termijn planning**	- Stel een langetermijnbeheerplan

op, gebaseerd op de strategieën die het meest effectief zijn geweest

QUIZ

Beantwoord de volgende vragen met 'Ja' of 'Nee' om te beoordelen of u tekenen van ADHD vertoont. Deze quiz is bedoeld voor informatieve doeleinden en vervangt geen professionele diagnose.

Onoplettendheid

Heeft u vaak moeite om op details te letten of maakt u vaak onzorgvuldige fouten bij uw schoolwerk, op het werk of bij andere activiteiten?

Heeft u vaak moeite uw aandacht bij taken of vrijetijdsactiviteiten te houden?

Lijkt het u vaak niet te luisteren als iemand rechtstreeks tegen u spreekt?

Volgt u vaak de instructies niet op en slaagt u er vaak niet in schoolwerk, huishoudelijke taken of werkopdrachten af te maken?

Heeft u vaak moeite met het organiseren van taken en activiteiten?

Vermijdt u, heeft u een hekel aan of bent u terughoudend in het uitvoeren van taken die langdurige geestelijke inspanning gedurende een lange periode vereisen (bijvoorbeeld schoolwerk of huiswerk)?

Raakt u vaak spullen kwijt die nodig zijn voor taken of activiteiten (bijvoorbeeld documenten, sleutels, brillen, mobiele telefoons)?

Bent u vaak snel afgeleid door prikkels van buitenaf?

Vergeet u vaak dagelijkse activiteiten (bijvoorbeeld boodschappen doen, bellen)?

Hyperactiviteit en impulsiviteit

Zit u vaak te wiebelen of te stampen met uw handen of voeten, of kronkelt u op uw stoel?

Heeft u vaak moeite met stilzitten in situaties waarin dit verwacht wordt (bijvoorbeeld op school, op het werk)?

Ren of klim je vaak rond in situaties waarin dit ongepast is (of voel je je vaak geïrriteerd)?

Bent u vaak niet in staat rustig te spelen of vrijetijdsactiviteiten te ondernemen?

Sta je vaak "aan dek" of gedraag je je vaak "op de veren"?

Praat u vaak overdreven?

Laat jij je vaak het antwoord ontglippen op een vraag die nog niet volledig beantwoord is?

Heeft u vaak moeite met wachten op uw beurt?

Onderbreekt u vaak anderen of bemoeit u zich vaak met gesprekken of spelletjes (bijvoorbeeld door tussen te komen in gesprekken of spelletjes)?

Resultaten

Als u zes of meer vragen in de sectie Onoplettendheid en/of Hyperactiviteit en Impulsiviteit met 'Ja' heeft beantwoord, heeft u mogelijk tekenen van ADHD.

Als u op minder dan zes vragen 'Ja' hebt geantwoord, heeft u mogelijk enkele kenmerken van ADHD, maar dat is mogelijk niet genoeg voor een diagnose.

Conclusie

Aandachtsstoornissen (ADHD) vormen voor veel mensen een dagelijkse uitdaging, of het nu kinderen, adolescenten of volwassenen zijn. Het begrijpen van deze complexe aandoening is de eerste stap naar effectief management en een aanzienlijke verbetering van de levenskwaliteit van de getroffenen. In dit boek hebben we de verschillende facetten van ADHD onderzocht: de symptomen, de oorzaken ervan, de impact ervan op het dagelijks leven en de verschillende therapeutische en educatieve strategieën die beschikbaar zijn.

Het is van cruciaal belang om te erkennen dat ADHD geen persoon definieert, maar eerder een aspect is van diens ervaring. Ieder individu met ADHD heeft unieke mogelijkheden en talenten die kunnen floreren met de juiste ondersteuning en interventies. Recente wetenschappelijke en therapeutische ontwikkelingen bieden een sprankje hoop en laten zien dat het, ondanks uitdagingen, mogelijk is een vervullend en succesvol leven te leiden.

Een van de belangrijkste punten om te onthouden is het belang van het milieu. Het creëren van een ondersteunende omgeving, thuis, op school of op het werk, kan het leven van iemand met ADHD transformeren. Organisatiestrategieën, gestructureerde routines en emotionele steun zijn allemaal essentiële hulpmiddelen om deze reis te navigeren.

Bovendien spelen bewustwording en voorlichting onder dierbaren, leraren en collega's een cruciale rol bij het verminderen van het stigma dat met ADHD gepaard gaat. Door empathisch begrip te bevorderen en een gezamenlijke aanpak te volgen, kunnen we inclusieve gemeenschappen creëren waarin iedereen de kans heeft om te gedijen.

Kortom, het omgaan met aandachtsstoornissen is een reis die geduld, doorzettingsvermogen en ondersteuning vereist. De uitdagingen zijn talrijk, maar daarmee komen ook veel kansen voor groei en succes. Door een holistische benadering te hanteren en de beschikbare middelen optimaal te benutten, kunnen we niet alleen de symptoombeheersing verbeteren, maar ook de levens van mensen met ADHD en hun dierbaren verrijken. Laten we samen verder gaan, leren en een wereld creëren waarin iedereen zijn volledige potentieel kan bereiken.

Bedankt voor het begeleiden van deze reis door de verschillende dimensies van aandachtsstoornissen. Moge deze lezing u inspireren en begeleiden naar concrete en zorgzame acties.

Wat dacht je ervan?

Het helpt ons enorm als u uw recensie over het boek op Amazon achterlaat, ook al is deze kort.

Dus ook al zijn het maar een paar woorden, ik zou het zeer op prijs stellen als u mij uw gevoelens in een reactie achterlaat.

Om dit te doen, scan je de QR-code hieronder of log je in op je Amazon-account, klik je op Bestellingen, zoek je naar dit boek en klik je vervolgens op de knop Schrijf een recensie.

Bedankt

Ik wil graag mijn dank uitspreken aan de mensen die dit boek mogelijk hebben gemaakt.

Ik bedank ook mijn vrienden die een belangrijke inspiratiebron zijn geweest met betrekking tot de problemen die ik dagelijks tegenkom. Het delen van onze ervaringen was vanuit persoonlijk oogpunt zeer verrijkend.

Dank aan de lezers, in de hoop dat dit boek u de sleutels kan geven om aandachtsstoornissen te bestrijden.

auteursrechten